MÉDECINE PRATIQUE

—

HYGIÈNE

DES ORGANES

GÉNITO-URINAIRES

DE L'HOMME ET DE LA FEMME

TRAITEMENT DE LEURS DIVERSES MALADIES

PHYSIOLOGIE DE LA GÉNÉRATION

PAR

LE Dr TARTENSON

Ouvrage orné de nombreuses figures

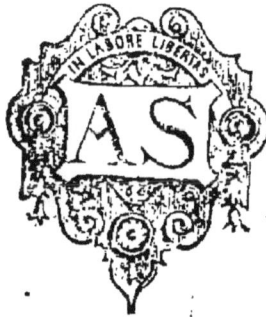

PARIS

ANDRÉ SAGNIER, ÉDITEUR

31 RUE BONAPARTE, 31

CHEZ L'AUTEUR, 10, RUE DE CHATEAUDUN

et chez tous les libraires

—

1878

HYGIÈNE

DES ORGANES

ÉNITO-URINAIRES

MÉDECINE PRATIQUE

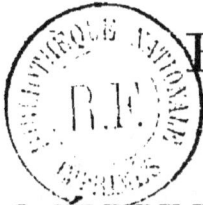

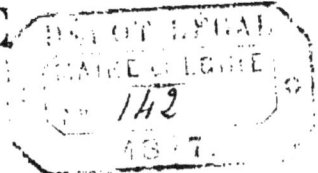

HYGIÈNE
DES ORGANES
GÉNITO-URINAIRES
DE L'HOMME ET DE LA FEMME

TRAITEMENT DE LEURS DIVERSES MALADIES
PHYSIOLOGIE DE LA GÉNÉRATION

PAR

LE Dr TARTENSON

Ouvrage orné de nombreuses figures

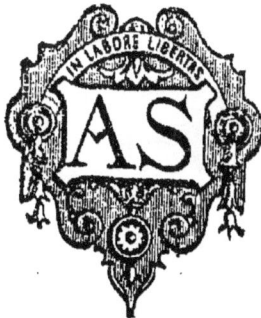

PARIS
ANDRÉ SAGNIER, ÉDITEUR
31, RUE BONAPARTE, 31
CHEZ L'AUTEUR, 10, RUE DE CHATEAUDUN
et chez tous les libraires

1878

s rapports

PREMIÈRE PARTIE

ANATOMIE ET PHYSIOLOGIE

DES

LES GÉNITO-URINAIRES

DE L'HOMME ET DE LA FEMME

timètres

d'eux pèse

ferme est

peut m

CHAPÎTRE Ier.

Appareil urinaire

Reins. — Calice. — Bassinet. — Uretère. — Vessie. — Capsules surrénales. — *Physiologie de la secrétion* *zire ;* de l'urine ; sa composition. — Secrétion de ...ne. — Marche et expulsion de l'urine ; miction.

REINS

Les *reins* sont deux organes glandulaires préposés à la sécrétion de l'urine ; leur forme peut être comparée à celle d'un haricot dont le hile serait tourné vers la ligne médiane.

Au nombre de deux, les reins qu'on appelle vulgairement *les rognons*, sont situés de chaque côté de la colonne vertébrale, au niveau de la *région lombaire* ou *des reins* et ils occupent la partie la plus élevée et la plus profonde de la cavité de l'abdomen, au-dessous du foie où ils sont appliqués contre le muscle carré des lombes.

Appareil génito-urinaire de l'homme et ses rapports avec les organes voisins.

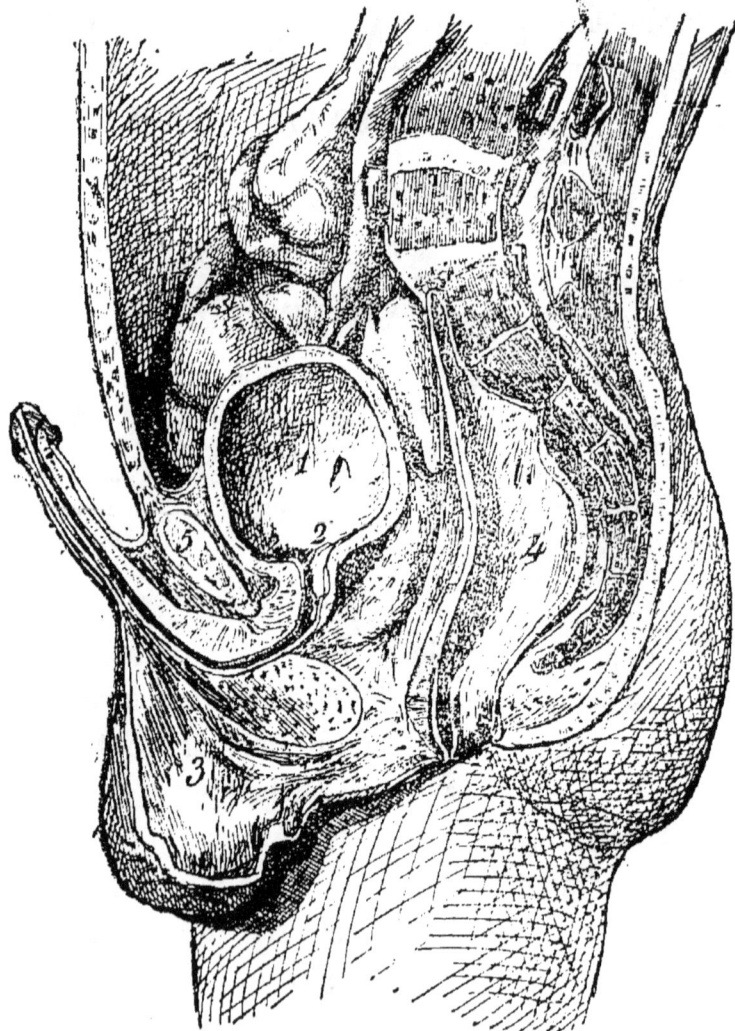

1 Vessie -- 2 Col de la vessie et orifice interne de l'urèthre -- 3 Testicule et ses enveloppes -- 4 Intestin rectum ouvert -- 5 Pubis

Leur volume, sensiblement le même dans les deux sexes, est déterminé par une longueur moyenne de 12 centimètres, une largeur de 7 centimètres et 3 centimètres d'épaisseur; chacun d'eux pèse de 150 à 170 grammes; leur tissu très-ferme est d'un rouge sombre. L'un de ces organes peut manquer parfois, et alors celui qui existe seul acquiert presque toujours un volume considérable; quelquefois aussi, mais plus rarement, on trouve de trois à cinq reins, ils sont dans ce cas peu développés. On dit que les reins sont *flottants* lorsqu'ils se déplacent vers les parties inférieures.

Ces organes sont entourés d'une épaisse couche de graisse qui leur forme comme un coussinet; ils sont aussi protégés immédiatement par une enveloppe fibreuse, sorte de membrane mince et résistante, qui envoie des prolongements dans le tissu même de la glande.

Le rein est formé de deux substances : l'une, constituée par la réunion de petits cônes qui ne sont autre chose que des tubes disposés en faisceaux, a reçu le nom de *substance tubuleuse* ou *médullaire*; sa couleur est rouge et elle occupe le centre de l'organe. L'autre, appelée *substance corticale* ou *glanduleuse*, entoure la première; elle est aussi formée par des tubes microscopiques, mais ils sont flexueux au lieu d'être rectilignes. Tous ces tubes, appelés *tubes urinifères, cana-*

licules uriniferes, extrêmement nombreux, vont s'ouvrir par une de leurs extrémités dans les *calices* ou ils versent l'urine.

Les reins reçoivent directement leur sang de l'artère aorte, par l'artère rénale qui, arrivée dans le tissu même de la glande, se divise à l'infini en petits vaisseaux d'une ténuité extrême et qui constitue un réseau à mailles très serrées entre les deux substances.

Appareil urinaire

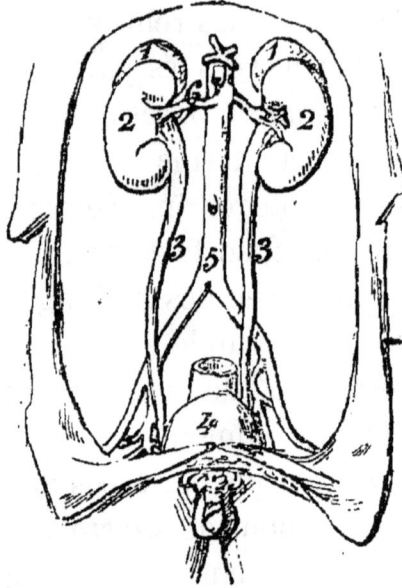

1, 1 Capsules surrénales — 2, 2 Reins — 3, 3 Uretère — 4, 4 Vessie — 5, Artère aorte —
6 Artère rénale, branche de l'aorte

CALICES — BASSINET — URETÈRE

Du rein, l'urine est portée dans la vessie par un conduit membraneux qu'on appelle *uretère*; dilaté en haut, au niveau du hile du rein, l'uretère prend alors le nom de *bassinet*. Les *calices* sont autant de tubes ou cylindres membraneux dont une extrémité embrasse les *mamelons* formés par la substance tubuleuse, tandis que l'autre extrémité se confond avec la substance des calices voisins pour former le bassinet ; ces calices jouent en quelque sorte le rôle d'entonnoirs par rapport à l'urine qui s'y trouve versée.

La longueur totale de l'uretère varie entre 25 et 30 centimètres ; le diamètre intérieur de ce conduit membraneux diminue à mesure qu'il se rapproche de la vessie, de telle sorte que son calibre qui, à sa sortie du rein, est à peu près égal à celui d'une plume d'oie, peut être comparé à sa partie inférieure, à celui d'une petite plume de corbeau. L'uretère, formé de trois tuniques superposées, adhérentes les unes aux autres, s'ouvre dans la vessie en soulevant la membrane muqueuse de ce réservoir, après s'être insinué d'abord entre les fibres musculaires ; de cette disposition anatomique résulte une sorte de soupape qui empêche l'urine de refluer vers le rein quand la vessie est pleine. Les parois de l'uretère sont assez extensibles pour permettre à ce conduit d'acquérir parfois un diamètre très considérable, comme par exemple, lorsqu'un calcul (*pierre*) se trouvant engagé dans sa cavité, s'oppose au libre écoulement de l'urine vers la vessie.

VESSIE.

La *vessie* est le réservoir de l'urine; elle est située chez l'homme, dans le petit bassin, entre le pubis et le rectum; et chez la femme, entre le pubis et l'utérus. De forme ovale elle acquiert parfois chez la femme une grande largeur, probablement à cause du séjour prolongé de l'urine dans sa cavité. Sa capacité est très variable : vide elle revient complètement sur elle-même et se trouve cachée derrière le pubis, mais, à mesure qu'elle se remplit, elle s'élève dans la cavité de l'abdomen; on peut estimer, dans son état de dilatation moyenne, sa capacité à un peu plus d'un demi-litre. Dans l'état de vacuité, la vessie est en rapport avec le pubis; mais quand elle se remplit, elle vient s'appuyer contre la paroi antérieure de l'abdomen. Recouverte par le péritoine, sa face postérieure est en rapport avec le *rectum*, chez l'homme et chez la femme, avec la partie supérieure du corps de *l'utérus ;* un repli du *peritoine* sépare seul ces organes dans les deux sexes.

Par son sommet la vessie regarde l'ombilic; là se trouvent trois cordons soulevant trois plis du péritoine. Ces cordons sont *l'ouraque*, sorte de ligament, et les *deux artères ombilicales.*

Inférieurement, la base de la vessie se divise

en deux parties : la partie antérieure ou *base* proprement dite, qui correspond au *trigone vésical*, et la partie postérieure ou *bas-fond de la vessie*, sorte de cul-de-sac dans lequel l'urine séjourne parfois et où se forment le plus souvent les *calculs vésicaux*.

Chez l'homme, la base de la vessie a pour limites : le rectum dont elle est séparée par une membrane, les *vésicules séminales* et les *canaux déférents* qui sont appliqués contre la vessie même. Chez la femme, elle est en rapport avec le partie inférieure du corps de la matrice, avec le col de cet organe et avec la face antérieure du vagin.

Intérieurement, le réservoir de l'urine offre vers sa partie inférieure une surface triangulaire lisse, le *trigone vésical*, dont chaque angle correspond à une ouverture. *L'orifice de l'urèthre* forme l'angle antérieur et les deux autres angles correspondent aux orifices des uretères.

A sa surface interne, la vessie est rarement unie ; on y constate souvent la présence de faisceaux musculaires, ayant acquis un développement plus ou moins exagéré et formant des saillies à l'intérieur de l'organe qui, dans ce cas, prend le nom de *vessie à colonnes*. Quelquefois aussi, les faisceaux musculaires plus ou moins écartés, laissent entre eux de petites cavités au niveau

desquels la muqueuse se déprime et forme des
espèces de cellules ; cette variété anatomique
est désignée sous le nom de *vessie à cellules.*

La structure de la vessie offre aussi un certain
intérêt ; trois tuniques concourent à sa formation :
la première, dépendant du péritoine, est la *tuni-*
que séreuse, elle recouvre seulement le sommet,
la face postérieure et les côtés de l'organe. Au-
dessous de la précédente se trouve la *tunique*
musculaire ; trois plans de fibres entrent dans sa
formation : le plan superficiel est formé de *fibres*
longitudinales, le plan moyen *de fibres circu-*
laires et le plan profond de *fibres plexiformes,*
c'est-à-dire entre-croisées et affectant une disposition variable. Les fibres longitudinales posté-
rieures partent de la base de la prostate, de ses
parties latérales et du pubis, et elles forment à
la face postérieure de la vessie un faisceau aplati
en forme de ruban et large de 3 ou 4 centimètres ;
ces fibres vont s'épanouir sur les côtés de la
vessie et se confondre avec les fibres latérales.
Ces dernières plus minces, occupent les côtés de
l'organe et vont se continuer en arrière avec
d'autres fibres pour former des anses autour de
l'orifice des uretères.

Les fibres longitudinales antérieures partent
du pubis par deux petits tendons qui ne sont
autre chose que les *ligaments antérieurs de la*

vessie; elles vont s'épanouir, en forme d'éventail, à la face antérieure de l'organe et se continuent sur les côtés avec les fibres latérales.

Les fibres circulaires sont disposées régulièrement de haut en bas sur la vessie; à la face postérieure de l'organe, elles sont un peu plus minces.

Formant contraste avec les précédentes, à cause de leur pâleur excessive, les fibres plexiformes sont immédiatement placées au contact de la muqueuse, ce sont elles qui par leur développement exagéré déterminent cette anomalie que nous avons décrite sous le nom de vessie à colonnes; inférieurement ces fibres se continuent avec celles de l'urèthre et des uretères.

La tunique muqueuse qui tapisse intérieurement la vessie est mince et adhérente aux fibres musculaires qu'elle recouvre.

La vessie reçoit de nombreuses artères, qui lui viennent des artères du voisinage; ses veines vont former autour du col et de la prostate le plexus veineux vesico-prostatique.

Les nerfs sont fournis par le plexus hypogastrique; les uns, soumis à la volonté, appartiennent au système nerveux de la vie animale, les autres appartiennent au système nerveux de la vie organique et sont indépendants de la volonté.

1*

CAPSULES SURRÉNALES

On appelle ainsi une sorte de glande vasculaire, située à l'extrémité supérieure de chaque rein auquel elle est adhérente et sur les fonctions de laquelle on est loin d'être d'accord. Quelques soient ses usages, nous n'avons pas à nous y arrêter, puis qu'elle ne semble jouer aucun rôle dans la physiologie des organes génito-urinaires.

PHYSIOLOGIE

de la sécrétion urinaire

DE L'URINE

L'urine est un liquide excrémentitiel de couleur jaunâtre, limpide et d'une odeur particulière; on estime que la quantité d'urine rendue chaque jour varie entre 800 et 1,800 grammes. La chaleur, la sécheresse de l'atmosphère, les exercices physiques et, en un mot, toutes les causes qui peuvent augmenter la sécrétion de la sueur diminuent la quantité d'urine excrétée.

Voici, d'après Lehmann, la composition de 1,000 grammes d'urine humaine normale :

Eau	932,0
Urée	32,9
Acide urique	1,1

Créatine, créatinine, etc	1,5
Matières extractives	11,5
Mucus vesical	0,1
Sulfate de potasse, sulfate de soude	7,3
Phosphate de soude, phosphate acide d'ammoniaque	4, »
Chlorure de sodium, chlorure d'ammonium	3,7
Phosphate de chaux, silice	1,1
Lactates	1,7

SÉCRÉTION DE L'URINE

Le sang est apporté en grande abondance dans le rein par l'artère rénale et là, les éléments de l'urine se séparent de lui, sous une influence encore mystérieuse, s'accumulent dans les tubes urinifères de la substance corticale et passent ensuite dans les tubes urinifères de la substance tubuleuse. De là, l'urine arrive dans les calices, puis dans le bassinet, dans les uretères, et de là, dans la vessie.

MARCHE ET EXPULSION DE L'URINE

La sécrétion de l'urine est continue, la station erticale ou assise accélèrent son cours ainsi que la contractilité des uretères. La vessie joue le rôle d'un réservoir, car sans elle l'urine s'écoulerait

incessamment au dehors; mais à l'orifice de
sortie de la vessie, à l'origine de l'urèthre, se
trouve un sphincter qui ne livre passage à l'urine
que lorsque la distension du réservoir est trop
considérable ou encore quand la volonté intervient.
L'urine s'accumule donc dans la vessie qui,
peu à peu, refoule en se distendant les organes
voisins et sort du bassin pour se porter dans la
cavité de l'abdomen au point de s'élever parfois,
comme j'ai pu le constater assez fréquemment
dans des cas de rétention, jusqu'à 10 centimètres
au-dessus du pubis.

Le besoin d'uriner survient presque toujours
avant que la vessie soit complètement remplie et
si l'on s'habitue, comme le font la plupart des
femmes, à résister à ce besoin, les dimensions du
réservoir vesical augmentent sensiblement et l'envie d'uriner devient moins fréquente. Les efforts,
la toux, l'éternument, le rire surtout, provoquent
souvent l'émission involontaire de l'urine quand
elle est accumulée en certaine quantité dans la
vessie.

L'expulsion de l'urine au dehors, constitue le
phénomène de la *miction*; elle est déterminée
par la contraction des fibres longitudinales, circulaires et plexiformes de la vessie qui, lorsqu'elles
se contractent, pressent sur le liquide et le poussent vers l'orifice de l'urètre dont elle tendent

en même temps à ouvrir le sphincter. Le besoin d'uriner n'est pas toujours lié à l'accumulation de l'urine dans la vessie; il se fait aussi souvent sentir dans certaines maladies de l'organe, notamment dans l'inflammation ou *cystite*. La présence d'un corps étranger, une pierre, par exemple, provoque aussi les conctractions de ce réservoir; il en est de même de toutes les causes susceptibles d'augmenter la sensibilité et l'irritabilitée de la vessie : *névralgies*, *rhumatisme*, *hémorrhoïdes*, etc., etc.

La rapidité avec laquelle s'opère la miction est variable avec les individus; chez l'adulte, la vessie se contracte énergiquement et l'urine sort avec force; chez le vieillard, au contraire, l'affaiblissement des fibres contractiles du réservoir urinaire rend l'expulsion du liquide plus lente et plus pénible. Des maladies dont il sera question ultérieurement : *calculs*, *prostatite*, *rétrécissements*, modifient aussi la rapidité et le volume du jet de l'urine.

Lorsque la vessie a complètement expulsé son contenu, plusieurs muscles du périnée entrant en contraction, viennent exercer une pression sur la partie postérieure de l'urèthre et expulsent complètement les dernières gouttes du liquide qui la remplissent.

CHAPITRE II.

Appareil génital de l'homme

Testicule et ses annexes ; épididyme ; canaux efférents ; canaux déférents. — Vésicules séminales. — Conduits éjaculateurs. — Cordon spermatique. — Urèthre. — Gland. — Prostate. — Verge ou pénis ; corps caverneux. — Prépuce. — *Physiologie de l'appareil génital de l'homme ; fonction du testicule.* — Le sperme ; sa composition. — Les animalcules spermatiques ; ovules mâles. — Mécanisme de l'érection. — Ejaculation.

TESTICULE ET SES ANNEXES

Appelés aussi *glandes séminales*, les testicules servent à la sécrétion du sperme. Suspendus dans les *bourses* un peu au-dessous de la racine de la verge, à la partie antérieure du périnée, ils sont, à de très-rares exceptions près, au nombre de deux ; celui du côté droit est habituellement un peu plus élevé. Chez certains sujets on constate l'absence d'un et quelquefois même des deux testicules, ils sont alors arrêtés dans leur marche descendante et sont restés soit dans l'abdomen, soit dans le canal inguinal, et dans ce cas, ils sont insuffisamment développés et ne fournissent assez souvent qu'un sperme infécond. Les exemples de sujets porteurs de trois ou quatre testicules sont rares, et dans tous les cas, n'offrent aucune authenticité.

Ces organes, très mobiles, se déplacent facile-

ment et sous l'influence de causes nombreuses
et variées, telles que les divers mouvements du
corps, le coït, le froid, etc., etc... Leur poids
moyen est de 21 grammes et leurs dimensions
sont les suivantes : longueur, 4 centimètres 2;
largeur, 2 centimètres 5 ; hauteur, 3 centimètres.

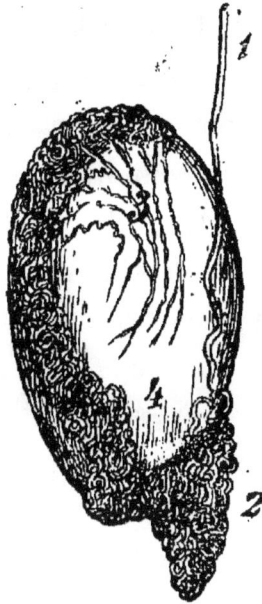

Testicule.

1, 1 Canal déférent qui de l'épididyme conduit le sperme aux vésicules séminales
2, 2 Épididyme -- 3 Corps d'Hygmore -- Testicule.

Ces organes, dont la consistance est assez
ferme et élastique, ont la forme d'un haricot qui
adhérerait au cordon spermatique par le hile;
ils sont dirigés un peu obliquement de haut en
bas et de dehors en dedans. La *tunique albuginée*
qui les enveloppe immédiatement est de nature
fibreuse et très-résistante; son épaisseur, d'un

millimètre environ, est augmentée vers le centre de la glande, il en résulte une saillie que l'on nomme le *corps d'Hygmore ;* la tunique albuginée envoie des prolongements qui partagent l'intérieur du testicule en loges incomplètes dont ils forment en quelque sorte la charpente.

Le tissu propre de la glande est constitué par une pulpe jaunâtre, molle, qui n'est autre chose que l'agglomération de tubes microscopiques, appelés *canalicules spermatiques* ou *canaux séminifères,* groupés par petites masses ou *lobules* et contenus dans les cloisons dont nous venons de parler. Chacun de ces tubes, rarement ramifié, est ouvert du côté du corps d'Hygmore et se termine en cul-de-sac à son autre extrémité, sa longueur est de 75 à 80 centimètres, et son diamètre d'un dixième de millimètre. Flexueux à leur origine, ces canalicules, à mesure qu'ils se rapprochent du corps d'Hygmore pour verser dans l'épididyme le sperme qu'ils charrient, se redressent et deviennent presque parallèles, ils constituent alors les *canaux séminifères droits.* Ils pénètrent alors dans l'épaisseur même du corps d'Hygmore, s'y ramifient, convergent les uns vers les autres de façon que leur nombre se trouve réduit à 12, en moyenne, sous le nom de *canaux efférents ;* leurs circonvolutions anastomosées forment à la surface du testicule *l'épidi-*

dyme qui se termine par un canal exécréteur unique, le *canal déférent*. On a calculé que tous les canaux séminifères placés bout à bout donneraient une longueur de 850 mètres.

Les artères du testicule viennent de l'artère spermatique et ses nerfs, du plexus spermatique et du plexus déférentiel.

La longueur de l'épididyme est la même que celle du testicule : inférieurement il adhère, dans une grande partie de son étendue, à la tunique albuginée ; M. Sappey a calculé que ce canal, déroulé, a une longueur de six mètres ; son diamètre est à peu près de 3 dixièmes de millimètre.

On a donné le nom de *vas aberrans* à une sorte de petit déversoir, de 2 à 3 centimètres de longueur, que l'on rencontre parfois vers la queue de l'épididyme dans lequel il s'ouvre.

CANAUX DÉFÉRENTS

Il en existe un pour chaque testicule ; ils s'étendent de l'épididyme à la vésicule séminale dans laquelle ils vont conduire le sperme ; leur longueur est d'environ 45 centimètres et leur diamètre de 2 millimètres. Leurs parois, relativement épaisses et consistantes, permettent de les reconnaître aisément au toucher et de les isoler des autres éléments du cordon spermatique, dans l'opération du *varicocèle*.

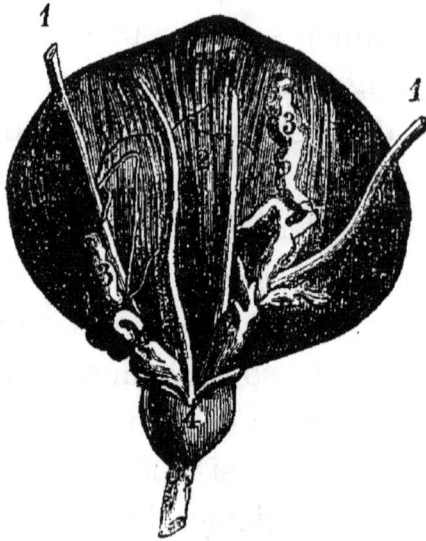

1, 1 Conduits déférents -- 2 Face postérieure de la vessie -- 3, 3, 3 Vésicules séminales --
.4 Glande prostate ouverte en haut pour laisser voir le col de la vessie.

VÉSICULES SÉMINALES

Les *vésicules séminales* sont deux petits ré-
servoirs allongés en forme de poche et qui sont
placés en arrière de la prostate entre la vessie et
le rectum ; longues d'environ 6 centimètres sur
1 centimètre et demi de largeur et 5 milimètres
d'épaisseur, elles ont une forme irrégulière due à
la présence de prolongements nombreux, et des
parois formées de trois couches superposées. Les
vésicules séminales ne servent pas seulement de
réservoir au sperme, elles fournissent aussi un
liquide particulier qui se mélange au fluide séminal et assure ses propriétés fécondantes.

CONDUITS ÉJACULATEURS

Du sommet de chaque vésicule séminale part un petit canal ou *conduit éjaculateur*, long de 2 à 3 centimètres et qui vient s'ouvrir dans la portion prostatique de l'urèthre.

Ces deux conduits, adossés l'un à l'autre, sont à peu près parallèles, ils ne s'écartent guère qu'à leur extrémité antérieure où ils sont séparés par l'utricule prostatique et le sommet du *veru-montanum* aux côtés duquel ils s'ouvrent. Les canaux éjaculateurs sont entièrement contenus dans la prostate; leur parois, de même structure que celle des canaux déférents, est mince et dilatable.

CORDON SPERMATIQUE

Sous ce nom on désigne l'ensemble des organes qui de l'anneau inguinal se portent au testicule. Les éléments essentiels du cordon spermatique sont le canal déférent, les artères spermatique et déférentielle, les veines spermatiques, les vaisseaux lymphatiques et les nerfs du testicule : un tissu cellulaire à mailles peu serrées unit ces organes les uns aux autres. Confondus d'une part avec le testicule, d'autre part, ils pénètrent tous dans le canal inguinal et après l'avoir parcouru dans toute sa longueur, ils se séparent au niveau de l'orifice péritonéal. Le cordon spermatique est entouré par quatre couches de tissu dépendantes des enveloppes du testicule.

Canal de l'urèthre

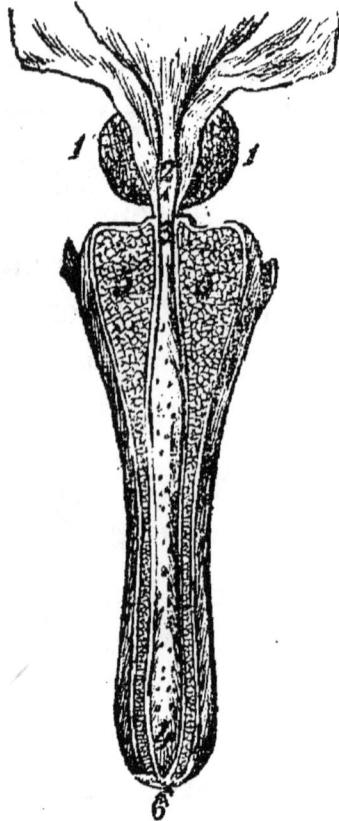

1, 1 Prostate et région prostatique de l'urèthre -- De 2 à 3, Portion membraneuse - De 3 à 4, portion spongieuse -- 5, Corps caverneux de la verge -- Méat urinaire

URÈTHRE

Du col de la vessie au *méat urinaire* s'étend un canal destiné à l'excrétion de l'urine et du sperme ; c'est le *canal de l'urèthre*, situé en partie

dans le périnée, en partie dans la verge et dont
la forme rappelle assez exactement celle d'un *S*,
quand le pénis est au repos. Il existe en effet ,
dans ce cas une courbure postérieure concave en
haut où elle embrasse la symphyse du pubis, et
une courbure antérieure, beaucoup plus prononcée, à concavité dirigée en bas; mais lorsque la
verge est en érection, la courbure antérieure
disparaît.

La longueur de l'urèthre, variable de 14 à 24
centimètres, est en moyenne de 16 centimètres;
chez les vieillards, elle peut augmenter d'un centimètre. On lui distingue trois portions : *la portion prostatique*, la *portion membraneuse* et la
portion spongieuse ou *portion bulbeuse*.

La portion prostatique, longue d'environ 27 à
32 millimètres, est entourée par la glande *prostate* qui lui est complètement adhérente.

La portion membraneuse, appelée aussi *portion
musculeuse*, a environ 27 millimètres de longueur;
elle est en rapport avec le muscle de Wilson; quant
à la portion spongieuse, la plus longue des trois,
puisqu'elle mesure en moyenne dix centimètres
et demi, elle est située dans le sillon inférieur des
corps caverneux (voyez : *verge*.)

La conformation intérieure de l'urèthre offre un
grand intérêt; les parois de ce canal, appliquées
sur elles-mêmes, sont cependant faciles à écarter,

puisqu'on peut introduire dans l'urèthre une sonde d'un centimètre de diamètre. Il est à remarquer que le calibre n'est pas le même par toute l'étendue du canal et qu'il existe trois points rétrécis et trois dilatations. Si l'on procède d'arrière en avant, on trouve d'abord la *dilatation prostatique*, immédiatement en avant de l'orifice de la vessie ; après la dilatation prostatique, on trouve le *collet du bulbe*, point rétréci qui correspond au commencement de la portion membraneuse ; plus en avant, le *cul-de-sac du bulbe* au niveau duquel le canal se dilate de nouveau ; en avant du cul-de-sac du bulbe, se trouve un nouveau point rétréci, correspondant à toute l'étendue de la portion spongieuse, puis une dilatation qui constitue la *fosse naviculaire* et enfin un dernier point rétréci qui est le *méat urinaire,* petite fente verticale de 6 millimètres de longueur environ dont les lèvres s'appliquent l'une à l'autre. La surface interne de l'urèthre présente de plus des saillies, des orifices assez nombreux et des replis longitudinaux sur lesquels nous aurons d'ailleurs à revenir.

Postérieurement, le canal de l'urèthre est limité par l'orifice de la vessie maintenu fermé par la tonicité d'un *sphincter*, et au niveau duquel on trouve parfois chez les vieillards une saillie appelée *luette* qui nuit souvent au cathéterisme.

Au niveau de la prostate, il existe une saillie de 12 à 13 millimètres de longueur sur un ou 2 millimètres de hauteur et que l'on nomme le *veru montanum*. Un orifice situé au sommet de cette saillie donne accès dans *l'utricule prostatique*, sorte de cul-de-sac d'un centimètre de profondeur, placé entre les deux canaux éjaculateurs. On trouve sur le veru-montanum et de chaque côté de l'orifice de l'utricule, une petite ouverture de 1 millimètre de diamètre environ par laquelle les canaux éjaculateurs viennent verser le sperme dans le canal de l'urèthre. Enfin une série de six à huit petits orifices se trouvent encore de chaque côté du *veru-montanum* et apportent le contenu des conduits prostatiques, au niveau de la portion spongieuse et à la paroi supérieure de l'urèthre ; des orifices plus petits, à embouchure tournée en avant, donnent accès dans les lacunes de Morgagni ; il est important de bien connaître la position qu'ils occupent, car, dans l'opération du cathéterisme, il peut arriver, si l'on n'y prend garde, que l'extrémité de la sonde s'engage dans ces orifices. Pour éviter cette fausse manœuvre, on introduit la sonde en frottant avec son extrémité la paroi inférieure du canal dans la portion spongieuse et la paroi supérieure dans les deux autres régions.

En avant, l'urèthre présente à sa partie termi-

nale un renflement qui vient coiffer l'extrémité
des corps caverneux et qui est le *gland*.

PROSTATE

La *prostate* est une glande située dans le périnée, au niveau du col de la vessie, autour du
point où commence l'urèthre ; elle a la forme d'un
cône comprimé de haut en bas. Elle joue un certain rôle dans l'expulsion de l'urine en formant
un obstacle à l'écoulement de ce liquide ; ce qui
le prouve, c'est que dans les cas où cet obstacle
est enlevé l'incontinence d'urine apparaît souvent
et que, chez la femme où la prostate n'existe pas,
son absence l'expose à l'affection dont nous venons de parler.

Cette glande a encore d'autres fonctions ; ainsi,
elle secrète un liquide d'un blanc jaunâtre, épais
et crémeux, qui s'écoulant au moment de l'éjaculation se mélange au sperme dont il augmente la
masse et rend ainsi plus probable l'arrivée d'un
certain nombre de spermatozoïdes jusqu'à l'u-
térus.

La prostate, qui a environ 4 centimètres de largeur sur 3 centimètres de longueur, est de couleur
jaune rougeâtre ; les organes qui la traversent
sont : l'urèthre, les *conduits éjaculateurs* et enfin
les *conduits prostatiques* qui, après s'être réunis,
viennent s'ouvrir sur les côtés du *veru-montanum*.

En arrière, cette glande étant en rapport avec le *rectum*, il résulte de cette disposition qu'on peut aisément l'explorer par le *toucher rectal*.

La *verge*, appelée aussi *pénis*, est l'organe de la copulation chez l'homme; flasque et pendante à l'état de repos, elle se redresse pendant l'érection, devient rigide, augmente de volume et prend une forme particulière qu'on peut comparer à celle d'un prisme triangulaire.

Verge (Section de la)

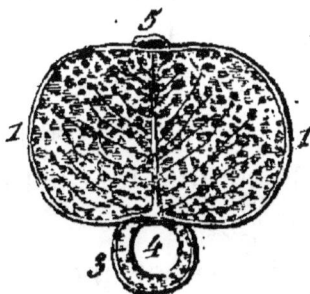

1, 1 Corps caverneux séparés par une cloison à prolongements latéraux fibreux -- **3** Corps spongieux de l'urèthre. -- 4 Urèthre -- 5 Veine supérieure ou dorsale

VERGE OU PÉNIS

Nous avons déjà parlé de l'urèthre qui ne fait partie de la verge que par sa portion antérieure, alors que, sorti du périnée, il vient se placer dans le sillon que forment en se réunissant les deux *corps caverneux*. On appelle ainsi deux corps cylindriques constitués par un tissu érectile et destinés à donner au pénis la consistance et la **rigidité nécessaires pour la copulation** (voyez :

1*

érection) ; ces deux cylindres, adossés l'un à l'autre comme les canons d'un fusil à deux coups ont, à l'état de repos, 15 centimètres de longueur sur 2 à 3 centimètres de diamètre ; pendant l'érection, ils peuvent atteindre 3 à 4 centimètres de largeur. Leur structure est remarquable ; ils sont formés par une membrane des parois de laquelle partent des prolongements qui viennent former à l'intérieur des corps caverneux des cellules, communiquant toutes les unes avec les autres ; des vaisseaux assez nombreux fournissent le sang nécessaire pour gorger rapidement les corps caverneux et donner lieu à l'érection. En avant des corps caverneux se trouve le gland, renflement de l'urèthre qui les coiffe comme un casque en formant l'extrémité de la verge.

Le pénis est enveloppé par une peau d'une couleur foncée, fine, mince et contractile, au-dessous de laquelle on trouve des fibres musculaires, celluleuses et élastiques, mais jamais de graisse. Toutes ces enveloppes, moins la dernière, en se repliant sur elles-mêmes forment le *prépuce* qui recouvre le gland plus ou moins complètement, comme nous le verrons plus loin en parlant du *phimosis* et du *paraphimosis*. Le prépuce présente d'ailleurs de nombreuses variétés individuelles ; sa mobilité lui permet de se déplacer facilement et de se porter en arrière de la couronne du gland qui, chez certains individus, se trouve toujours à découvert, de telle sorte que la muqueuse du prépuce finit par prendre les caractères de la peau, en même temps que celle du gland s'épaissit et se dessèche, comme on l'observe chez les sujets *circoncis*. En dessous du pénis, un peu plus bas que le méat urinaire, le prépuce vient adhérer au gland au moyen d'un repli muqueux triangulaire ; c'est le *frein de la verge*.

Sous la muqueuse qui tapisse le prépuce en dedans, dans le sillon balano-préputial, se trouvent un certain nombre de glandes sébacées qui fournissent une sécrétion épaisse, caséeuse et d'une odeur désagréable dont l'accumulation, soit qu'elle résulte du défaut de propreté, soit qu'elle soit due à l'étroitesse du prépuce (phimosis congénital), peut occasionner des accidents plus ou moins graves. (Voyez : *phimosis, balanite, balano-posthite, circoncision*.)

La verge est maintenue par des fibres musculaires disposées en un faisceau triangulaire et aplati qui partant de la symphyse du pubis, s'étend jusqu'aux corps caverneux de la racine de cet organe ; on a donné à ce faisceau musculaire le nom de *ligament suspenseur de la verge*.

Entre le gland et le prépuce, se trouve une rainure circulaire assez profonde que l'on nomme le *sillon balano-préputial*.

PHYSIOLOGIE
de l'appareil génital de l'homme

FONCTION DU TESTICULE — LE SPERME

Le testicule est l'organe qui sécrète le *sperme* ou liqueur fécondante qui se trouve formée dans les tubes séminifères de la glande. Le liquide secrété se porte ensuite dans les canaux séminifères droits, dans les canaux efférents, passe de là dans l'épididyme, dans le canal déférent, puis dans les vésicules séminales où il reste en réserve jusqu'au moment de l'éjaculation.

La sécrétion du sperme, habituellement très lente, est activée par le coït, par les appétits vénériens et, en général, par toutes les causes morales et physiques susceptibles d'exiter directement ou indirectement les organes génitaux.

Le sperme est un liquide filant, épais, de couleur blanchâtre et laiteuse, plus pesant que l'eau, d'une odeur spéciale et caractéristique qui rappelle vaguement celle du chlore; il est légèrement alcalin, soluble dans l'eau et dans les acides, l'alcool le coagule.

Voici le résultat de l'analyse chimique du sperme d'après Vauquelin :

Eau......................	90	parties.
Spermatine	6	—
Phosphate de chaux et autres sels	3	—
Soude	1	—

Le sperme, tel qu'il est fourni par l'éjaculation, renferme plusieurs liquides mélangés à celui que secrète le testicule, tels que : le fluide prostatique, celui des glandules du canal déférent, le liquide des vésicules séminales, des glandes de Littre et de Cooper. Il est formé de deux parties, la partie liquide qui sert de véhicule et les *spermatozoïdes* qui sont l'élément fécondant. Appelés

Spermatozoïdes.

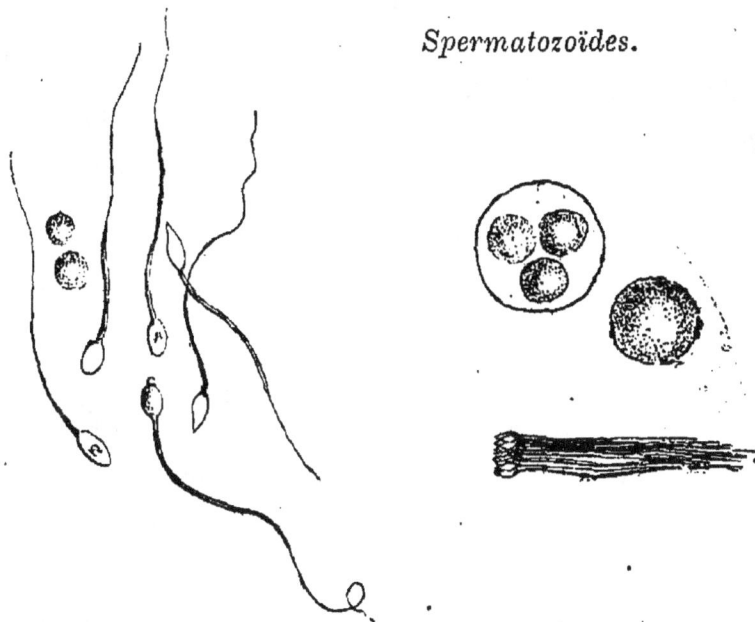

aussi *zoospermes*, *animalcules spermatiques*, *filaments spermatiques*, les spermatozoïdes sont visibles au microscope; ils ont la forme de petits filaments ayant une partie renflée, la *tête*, et une partie effilée et beaucoup plus longue, la *queue*. La tête plate et ovoïde a une longueur de 5 millièmes de millimètre, la queue est la plus

longue et mesure quinze millièmes de millimètre
environ. Les spermatozoïdes sont plus ou moins
nombreux suivant l'âge et la vigueur des sujets et
suivant l'endroit des organes où l'on examine le
sperme. Ainsi, il est prouvé que ces animalcules
vont en augmentant de nombre depuis le testicule
et l'épididyme où ils sont rares encore, jusqu'à
la vésicule séminale où ils sont très nombreux. Ils sont animés de mouvements qui sont
relativement très-rapides, puisqu'en trois secondes, ils peuvent parcourir un dixième de millimètre ; ces mouvements se font au moyen de
leur queue qu'ils font onduler ; ils se meuvent en
tous sens, se heurtant les uns aux autres et suivant une direction différente. Plus leur progression
est active et plus leur pouvoir fécondant est sûr ;
Ils continuent à se mouvoir encore pendant vingt-
quatre heures environ après la mort de l'homme
dans le liquide que renferment les canaux spermatiques.

Pris à la sortie des organes génitaux de l'homme
et soumis à une température convenable ils peuvent conserver leur agilité pendant 30 ou 36 heures;
dans les organes génitaux de la femme, ils se
meuvent pendant huit ou dix jours. Mais certaines conditions paralysent leur mouvement et
semblent les tuer, notamment le froid, la chaleur
excessive, la sécheresse du milieu dans lequel

ils se trouvent, les décharges électriques, certaines substances chimiques, l'alcalinité ou l'acidité excessives des sécrétions muqueuses des organes de la femme (voyez : *stérilité*), etc., etc. Ils conservent, au contraire, leurs mouvements dans l'urine normale, dans le sang, la salive, le lait et le pus. L'opinion la plus répandue consiste à considérer les spermatozoïdes comme des animaux, mais on n'est pas absolument fixé à cet égard; quoiqu'il en soit, ils sont formés par la métamorphose des cellules embryonnaires mâles, nées de la segmentation des *ovules mâles*, petits corps semblables aux ovules de la femme et qui se développent dans les canalicules spermatiques.

ÉRECTION

Chez l'homme, l'érection est caractérisée par la turgescence et le changement de direction du membre viril qui, de flasque et pendant qu'il est à l'état de repos, devient rigide, volumineux et se porte en haut. Ce phénomène est dû à l'accumulation du sang dans les mailles du tissu érectile de la verge, par suite d'un obstacle à la sortie du sang veineux, le sang artériel continuant d'affluer dans les aréoles du tissu et, d'autre part, la distension du pénis étant limitée par son enveloppe fibreuse peu extensible. Le retour du sang

veineux est en partie supendu par les contractions que certains muscles du périnée exercent
sur les veines qui sortent de la verge. Pendant
l'érection, le gland prend une coloration rouge
foncée et devient luisant, la verge est agitée par
saccades dues à la contraction brusque du muscle
bulbo-caverneux qui comprime le bulbe et chasse
vers le gland le sang qu'il contient. La sensibilité du gland est alors exquise et le moindre contact donne lieu à des secousses nerveuses qui
ébranlent tout l'organisme.

L'érection peut être occasionnée par diverses
causes : l'imagination la provoque quand elle a
pour objet des pensées lascives; certaines odeurs,
notamment l'odeur propre à la femme, ont aussi
une influence incontestable. Mais la cause la plus
fréquente est ce que j'appellerai la *pléthore spermatique,* c'est-à-dire l'accumulation du sperme
dans les vésicules séminales et les conduits spermatiques. D'autres causes agissent mécanique-
ment ou d'une manière irritante, telles la pléni-
tude de la vessie, l'usage des cantharides, etc.,
etc...

ÉJACULATION

L'éjaculation est l'acte par lequel le fluide séminal est expulsé des vésicules séminales en dehors du canal de l'urèthre. Pendant l'érection, le

liquide de la prostate et des autres glandes de
l'urèthre a lubrifié ce canal jusqu'à son extrémité
et préparé ainsi au sperme une issue rapide. Aussi
quand l'excitation vénérienne est arrivée à son
paroxysme, la contraction de certains muscles
du périnée vient presser les vésicules séminales
et la liqueur spermatique, chassée avec force
dans l'urèthre, jaillit au dehors par jets saccadés
qui se répètent à trois ou quatre reprises à une
distance plus ou moins éloignée. La quantité de
sperme expulsé est variable et diminue quand
l'acte se répète trop souvent, il en est de même de
la force avec laquelle il est lancé. Un rétrécissement du canal de l'urèthre peut empêcher le liquide fécondant d'être dardé dans les organes
génitaux de la femme (voyez : *stérilité*). Je fus
consulté il y a quelques années par un négociant
de province qui, bien que marié depuis huit ans,
se plaignait de n'avoir pas eu d'enfants. Sa femme,
admirablement conformée et d'une santé parfaite,
ne présentait aucune cause de stérilité. Après
avoir exploré les organes génitaux du mari, je
me décidai à le sonder et je constatai à sa grande
surprise un rétrécissement trop peu marqué, il est
vrai, pour gêner sensiblement l'expulsion de l'u-
rine, mais auquel j'attribuai néanmoins l'absence
de fécondation. En effet, après quelques semaines
d'un traitement approprié, les deux époux vinrent

me faire part, avec joie, comme bien l'on pense, des heureux effets de la médication.

Parfois, le sperme s'écoule sans qu'il y ait érection ; ce phénomène est alors lié constamment à une cause morbide (voyez : *pertes séminales*).

CHAPITRE III.

Appareil génital de la femme

Vulve ou appareil génital externe ; mont-de-Vénus ou pénil ; clitoris, prépuce du clitoris ; vestibule de la vulve ; — méat urinaire ; fosse naviculaire ; petites lèvres ou nymphes, tablier des Hottentotes ; — grandes lèvres ; — hymen et caroncules myrtiformes ; — glandes vulvo-vaginales ou de Bartholin. — Appareil génital interne de la femme ; — vagin ; anneau-vulvaire ; bulbe du vagin ; — urèthre chez la femme ; — utérus ou matrice ; ses attaches ; museau de tanche ; arbre de vie ; — ovaires ; trompes de Fallope ; pavillon de la trompe. — *Physiologie de l'appareil génital de la femme* ; fonction ovarienne ; l'œuf de la femme ; vésicule de de Graaf ou ovisac ; — menstruation.

VULVE OU APPAREIL GÉNITAL EXTERNE

La *vulve* ou *vestibule du vagin* est constituée par l'ensemble des organes génitaux externes, qui sont : le *mont-de-Vénus ou pénil, le clitoris, le vestibule de la vulve, le méat urinaire, l'orifice du vagin, l'hymen* et *la fosse naviculaire ;* à ces divers organes, il faut ajouter les *grandes* et les *petites lèvres* qui occupent les côtés de la vulve.

MONT—DE—VÉNUS OU PÉNIL

Le *mont-de-Vénus,* appelé aussi *pénil,* est une saillie arrondie, formée par un tissu graisseux très-ferme, et qui est située au devant du pubis et à

la partie supérieure de la vulve; la peau qui recouvre le mont-de-Vénus commence à se couvrir
de poils à l'âge de la puberté.

CLITORIS

Le *clitoris* est un organe érectile de forme variable, situé à la partie supérieure du vestibule de
la vulve ; long de 3 ou 4 millimètres à l'état de
repos, il atteint souvent un centimètre de longueur
quand il est en érection. Dans certains cas, il est
tellement volumineux qu'il ressemble à une petite
verge (voyez : *hermaphrodisme*). Il est l'analogue
du gland chez l'homme; les grandes lèvres le
cachent et les petites lèvres le couvrent d'un repli
qu'on appelle le *prépuce du clitoris*. Sa structure,
rappelle celle des corps caverneux de l'homme ;
comme eux, il est divisé en deux parties par une
cloison médiane, son prépuce, comme celui de
la verge est pourvu de petites glandes sébacées
qui fournissent une matière sébacée, caséeuse et
d'une odeur désagréable.

VESTIBULE DE LA VULVE

C'est une surface triangulaire de deux centimètres d'étendue, circonscrites de chaque côté
par les petites lèvres, en haut, par le clitoris et
en bas par le méat urinaire.

MÉAT URINAIRE

Le *méat urinaire* est l'orifice du canal de l'urèthre ; il n'est séparé de la partie superieure de l'orifice du vagin que par un petit tubercule muqueux qui sert à guider le chirurgien dans le catétherisme de l'urèthre ; il suffit, en effet, de porter le bec de la sonde à 5 millimètres environ au-dessus de ce tubercule pour introduire facilement l'instrument dans l'urèthre, sans découvrir la femme.

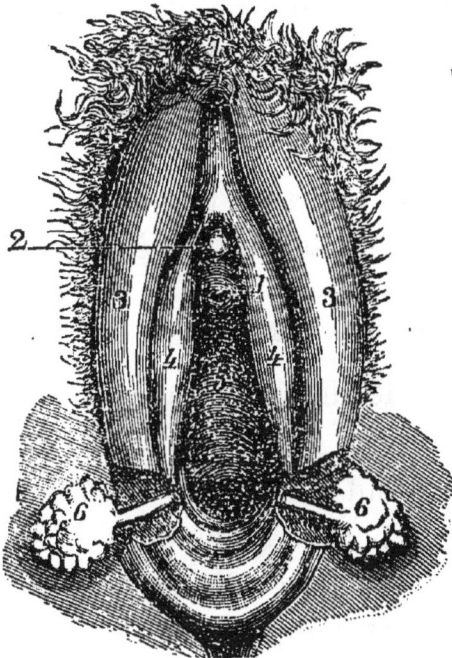

1 Méat urinaire - - 2 Clitoris -- 3, 3, grandes lèvres -- 4, 4, petites lèvres -- vagin
6. 6, glandes vulvo-vaginales -- 7 Pénil ou mont-de-Vénus

FOSSE NAVICULAIRE

C'est une petite dépression située entre l'orifice du vagin et la fourchette de la vulve, elle acquiert quelquefois une profondeur de plusieurs centimètres.

PETITES LÈVRES

On leur donne aussi le nom de *nymphes ;* ce sont deux replis muqueux assez minces, placés de chaque côté de la vulve en dedans des grandes lèvres. Hautes d'environ 4 millimètres, elles acquièrent parfois, chez les femmes qui se livrent à la masturbation, une longueur de 3 ou 4 centimètres. Chez certaines femmes, appartenant à des races peu perfectionnées, on les a vues acquérir une longueur de 15 à 18 centimètres; c'est à cette anomalie anatomique qu'on a donné le nom de *tablier des Hottentotes.*

Ces replis muqueux sont très-sensibles et sont pourvus de glandes sébacées très-nombreuses.

GRANDES LÈVRES

Formées en dedans par une membrane muqueuse et en dehors par la peau, les *grandes lèvres,* se présentent sous la forme de deux saillies arrondies et verticales, s'étendant du mont-de-Vénus à la grande fourchette de la vulve. A l'état normal, elles sont complètement rapprochées et masquent complètement toutes les autres parties de la vulve.

Les accouchements nombreux, la masturbation, certaines maladies les déforment et leur ouverture reste alors béante. Sur la peau des grandes lèvres on remarque une coloration brune assez foncée en général, on y trouve des poils peu développés et un grand nombre de glandes sébacées et sudoripares.

HYMEN

La *membrane hymen* est un repli de la muqueuse du vagin qui se trouve au niveau de l'extrémité antérieure de ce canal chez les filles vierges; sa présence est donc un certificat de virginité à quelques rares exceptions près, car il est bon de savoir que des femmes sont devenues enceintes tout en conservant cette membrane et que d'autres, même, l'avaient encore au moment de l'accouchement. Il faut dire aussi que son absence a été constatée chez les vierges, soit qu'elle n'existât qu'à l'état rudimentaire, soit qu'une cause accidentelle en ait causé la rupture.

L'hymen est de forme variable : tantôt il a l'aspect d'un croissant à concavité supérieure, d'autres fois celui d'un anneau. Il n'est pas rare que cette membrane obstrue complètement l'orifice du vagin et empêche l'écoulement des règles au-dehors à l'époque de la menstruation ; j'ai été obligé, dans plusieurs circonstances, de déchirer cette membrane vers le milieu pour remédier à cette grave anomalie.

La membrane hymen contient des nerfs et

des vaisseaux, il ne faut donc pas s'étonner de ce que sa rupture est douloureuse et souvent accompagnée d'une petite hémorrhagie. Lorsqu'elle est déchirée, ses lambeaux se rétrécissent et vont former vers les bords de l'entrée du vagin des petites saillies rosées de nombre et de volume variable, qui sont les *caroncules myrtiformes*.

GLANDES VULVO-VAGINALES OU DE BARTHOLIN

Il en existe une de chaque côté, sur les limites de la vulve et du vagin ; le canal excréteur de cette glande vient s'ouvrir à environ un centimètre de la fourchette du vagin. Le liquide qu'elle fournit est visqueux et filant, très-légèrement lactescent et assez semblable à la salive ; son odeur pénétrante et caractéristique excite, chez l'homme, les appétits vénériens ; il est excrété en assez grande quantité au moment de l'orgasme vénérien (voyez : *copulation*). Ce liquide onctueux au toucher, en lubrifiant les membranes avec lesquelles il est en contact, facilite le glissement et favorise l'introduction de la verge dans le vagin. Les glandes vulvo-vaginales, plus ou moins développées selon les sujets, sont en général, du volume d'une petite amande ; leur sécrétion est plus abondante chez les femmes voluptueuses et toutes les causes qui influent sur les organes génitaux sont susceptibles de l'augmenter.

Appareil génital interne de la femme

VAGIN

C'est un conduit membraneux, aplati de haut en bas et dont la longueur varie de 10 à 12 centimètres ; organe de la copulation chez la femme, le vagin est destiné à recevoir la verge pendant l'acte de la copulation. Ce canal, très-élastique et très-extensible, s'élargit avec la plus grande facilité. Sa surface interne, tapissée par une membrane muqueuse, est rosée et présente un grand nombre de saillies transversales d'autant plus accusées qu'elles se rapprochent davantage de la partie intérieure du vagin. Elles se réunissent en avant et en arrière à une saillie médiane, plus marquée à la paroi supérieure du vagin qu'à sa partie inférieure, qui se termine à l'orifice du vagin par un gros tubercule muqueux très-volumineux en haut et situé au-dessous du méat urinaire. Ces deux saillies sont la *colonne antérieure* et la *colonne postérieure* du vagin.

A son ouverture antérieure, le vagin est entouré par plusieurs organes érectiles dont l'ensemble constitue *l'anneau vulvaire;* c'est la partie la plus étroite et la moins distensible du canal et chez quelques femmes elle est, au moment de la copulation, le siége d'une contraction qui a pour effet de comprimer la verge.

A son extrémité postérieure, le vagin s'insère autour du col de la matrice en limitant un cul-de-sac circulaire, le cul-de-sac vaginal.

Par sa face supérieure, le vagin est en rapport avec la base de la vessie et avec l'urèthre et lorsque la cloison qui les réunit se trouve perforée, il existe une *fistule vesico-vaginale* par laquelle l'urine sort et baigne le vagin. Je n'ai eu que trop souvent l'occasion de constater ces accidents, consécutifs, la plupart du temps, à des accouchements difficiles.

Le vagin, par sa face inférieure, est en rapport avec le péritoine, avec le rectum et les parties molles du périnée. La cloison recto-vaginale est susceptible aussi d'être perforée, il existe dans ce cas une fistule recto-vaginale qui laisse passer les excréments dans le vagin.

Le *bulbe ou vagin* occupe la moitié supérieure de l'orifice de ce canal, c'est un organe érectile qui se trouve placé entre la muqueuse et le muscle constricteur du vagin ; d'une structure analogue à celle des corps caverneux, il entre en érection en même temps que le clitoris, il offre alors une augmentation de volume et une consistance très-appréciable.

URÈTHRE CHEZ LA FEMME

Il occupe l'épaisseur de la paroi antérieure du vagin, sur la ligne médiane et dans une étendue de 3 centimètres. L'urèthre de la femme est très-dilatable et livre facilement passage à une sonde de un centimètre-de diamètre ; il est formé d'une couche externe musculaire et d'une couche interne muqueuse.

UTÉRUS OU MATRICE

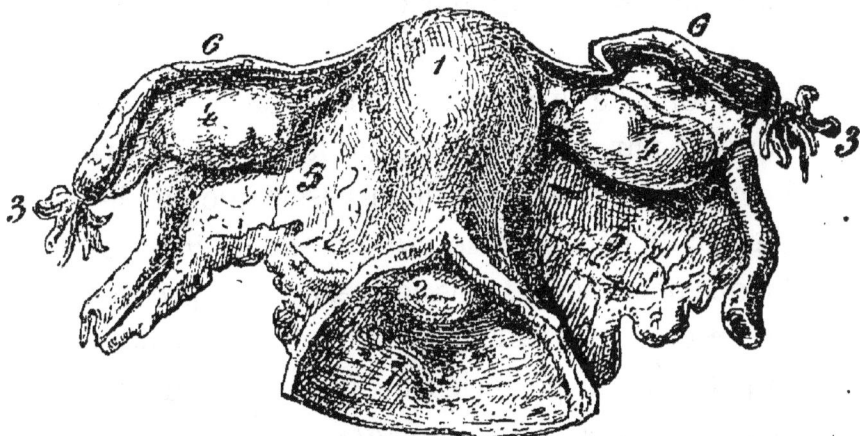

1 Utérus -- 2 Col de l'utérus -- 3, 3 Pavillon des trompes de Fallope — 4, 4 Ovaires
5, 5 Ligaments larges — 6, 6 Trompes de Fallope -- 7 Cavité vaginale

La *matrice* est située dans le petit bassin, au-dessus du vagin, entre le rectum et la vessie et au-dessous des intestins qui la recouvrent et l'isolent du rectum. C'est un organe très-mobile malgré les liens de fixité que lui offrent les organes qui l'entourent. Ainsi le péritoine lui constitue, par des replis, les *ligaments larges ;* les *ligaments utéro-sacrés* le fixent aux côtés et à la partie inférieure du sacrum et les *ligaments ronds* lui donnent un point d'appui sur le pubis. Il adhère, en outre, à la vessie et à l'extrémité postérieure du vagin,

Comme forme, cet organe qui est creux, peut être comparé à une poire aplatie dont la partie la plus large constitue le *corps de la matrice* et la partie la plus étroite le *col*. Son poids moyen est d'environ 40 grammes à l'état normal ; quant à ses dimensions, elles sont extrêmement variables ; la moyenne est : longueur 6 centimètres 1/2 ; largeur 41 millimètres ; épaisseur 24 millimètres.

Le fond de la matrice, tourné en haut, est recouvert par le péritoine ; la face antérieure de l'organe n'est séparée de la vessie que par le cul-de-sac du péritoine, le *cul-de-sac utéro-vesical ;* la face postérieure, plus convexe que la précédente, est recouverte par le péritoine qui se prolonge sur la partie postérieure du vagin pour former le *cul-de-sac recto-vaginal.*

La portion du col de la matrice qui proémine dans le vagin se présente sous la forme d'un cône percé d'une ouverture à son sommet ; cette partie du col est le *museau de tanche* et l'ouverture est *l'orifice du col*. Le col de la matrice subit des modifications utiles à connaître ; ferme, rose et pointu chez les filles vierges, il perd sa fermeté sous l'influence du coït fréquemment répété. A la suite d'une première couche, il perd aussi sa consistance, il est moins conique, plus foncé en couleur et l'orifice qui était petit et arrondi s'est transformé en une petite fente transversale de 3

millimètres environ de longueur; si la femme a
eu plusieurs enfants, le col finit par s'aplatir, le
pourtour de l'orifice est sillonné par des incisures

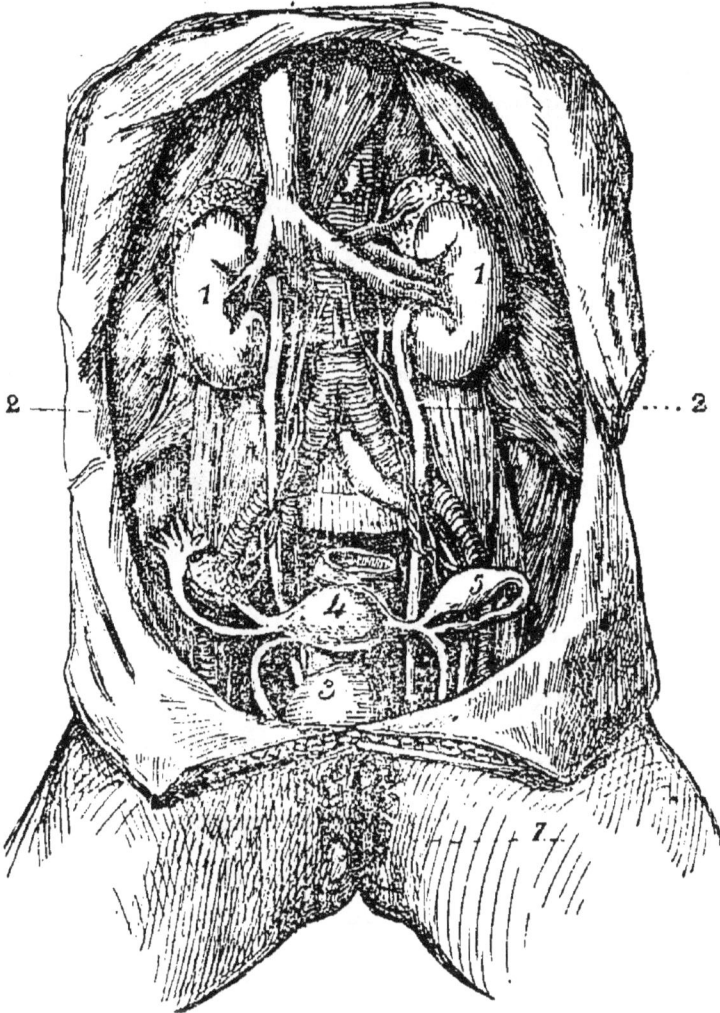

I, 1 Reins -- 2, 2 Uretères -- 3 Vessie -- 4 Utérus -- 5, 5 Ovaires -- 6 Pavillon
de la trompe -- 7 Vulve

et enfin si le nombre d'enfants a été de 8 ou 10,
on ne trouve plus à la place du col qu'une large

ouverture entourée de tubercules et de dépressions.

La cavité du corps est très petite, de forme triangulaire ; chez la femme nullipare les côtés du triangle sont convexes du côté de la cavité ; ils sont rectilignes ou même convexes chez la femme qui a eu plusieurs enfants. Chaque angle de cette cavité correspond à un orifice : l'orifice des trompes de Fallope en haut, l'orifice interne du col en bas.

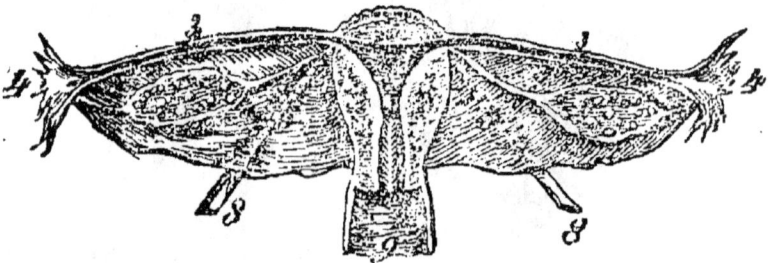

1, 1 Ovaires et vésicules ovariennes — 2, 2, 2 Parois de l'utérus ou matrice — 3, 3 Trompe de Fallope — 4, 4 Pavillon de la trompe — 5, 5 Repli du péritoine appelé ligament large et enveloppant les ovaires et les trompes - 6, 6 Col de la matrice sur lequel la muqueuse offre des replis qui constituent l'arbre de vie — 7 Cavité de la matrice — 8, 8 Portion du ligament rond — 9 Paroi du vagin.

La cavité du col est plus longue que celle du corps; elle a environ 2 centimètres et demi; sur les deux parois de cette cavité qui a la forme d'un fuseau, on trouve ce que l'on appelle *l'arbre de vie*, c'est une saillie verticale et ramifiée dont l'aspect rappelle celui d'une branche de fougère.

Trois couches superposées entrent dans la structure de la matrice : une couche séreuse formée par le péritoine, une couche musculaire et une couche muqueuse qui tapisse la cavité de l'organe et qui se continue avec celle du vagin et des trompes de Fallope. Cette membrane muqueuse renferme dans son épaisseur des petites glandes qui sécrètent un liquide épais, gluant et onctueux (voy. : *catarrhe de la matrice*).

La couche musculaire de la matrice, relativement épaisse à l'état de vacuité, s'amincit pendant la grossesse et subit des modifications dans sa texture.

OVAIRES

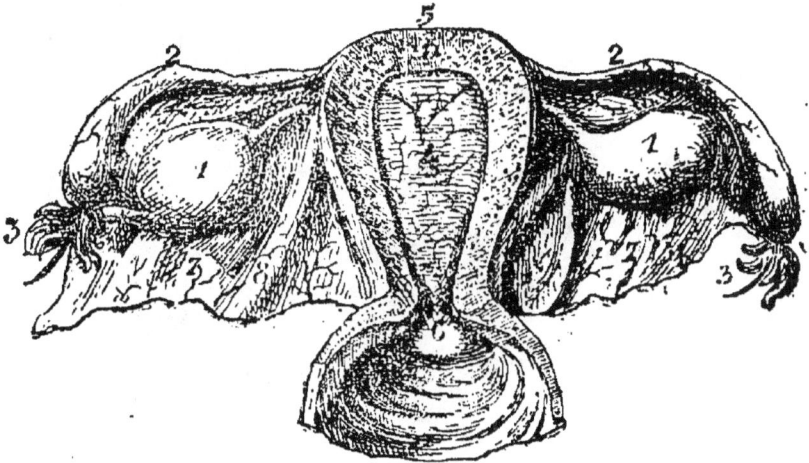

1, 1 Ovaires — 2, 2 Trompe de Fallope - 3, 3 Pavillon de la trompe - 4 Cavité de l'utérus
5 Fond de l'utérus - 6 Cavité du col - 7, 7 Les deux ligaments larges - 8 Ligament rond

Situés dans les ligaments larges, les *ovaires* sont deux organes de la forme d'une amande qui sécrètent les *ovules femelles*. Ils sont de couleur rose pâle ; et, unis et lisses chez la fille impubère, ils deviennent rugueux au fur et à mesure des

progrès de l'âge, par suite de la rupture d'une
vésicule de de Graaf (voyez : *Menstruation*).

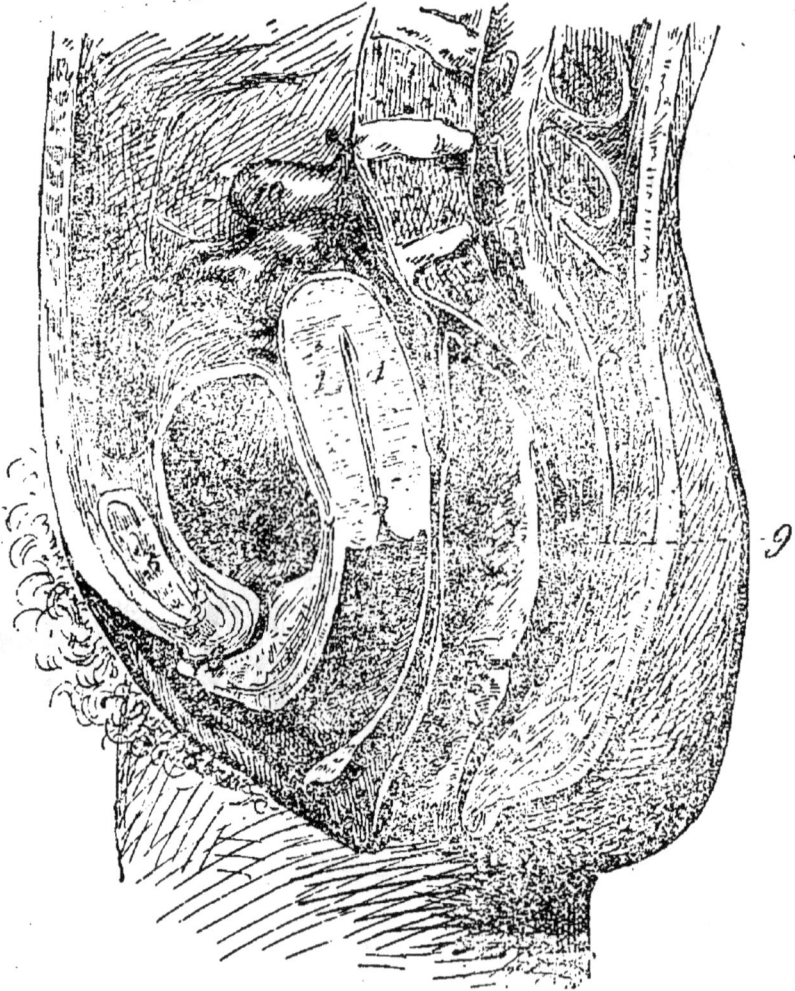

Matrice et ses rapports avec les au'res organes

1, 1 Paroi de la matrice -- 2 Col de la matrice -- 3 Vagin -- 4 Vessie -- 5 Os pubis -- 6 Méa
urinaire --- 7 Intestin rectum -- 8 Colonne vertébrale -- 9 Os sacrum --- 10 Intestins.

Chaque ovaire pèse environ 7 grammes ; il est
maintenu dans sa position par le *ligament de*

l'ovaire, sorte de cordon de 3 centimètres de long, et par la feuille du ligament large qui l'entoure.

L'ovaire est formé d'une substance superficielle blanche et ferme qui contient les ovules et d'une substance centrale ou profonde, rouge, spongieuse et riche en vaisseaux.

TROMPES DE FALLOPE

On appelle ainsi deux conduits qui mettent en communication l'ovaire avec l'utérus et qui sont situés dans les ligaments larges; longs de 12 centimètres et très-étroits, ils ont un calibre à peu près capillaire. Leur extrémité interne a son orifice dans la matrice, l'extrémité externe évasée comme la corolle de certaines fleurs est appelée le *pavillon de la trompe*; l'une des franges dentelées qu'on remarque sur ce pavillon, est creusée en gouttière conduisant dans la cavité de la trompe et venant s'attacher par son extrémité inférieure à la partie externe de l'ovaire. Les trompes de Fallope ont pour fonction de prendre l'œuf sur l'ovaire et de lui servir de passage jusqu'à la cavité de la matrice.

_____

PHYSIOLOGIE
de l'appareil génital de la femme

FONCTION OVARIENNE

L'ovule ou œuf de la femme est contenu dans l'ovaire, il se trouve placé au milieu d'un petit sac membraneux qu'on appelle *vésicule de de Graaf* ou *ovisac* et qui existe à tous les âges de la femme. Ces ovisacs sont en nombre extrêmement considérable; d'après Sappey, il en existe de 600,000 à 700,000 chez les petites filles pour les deux ovaires, et ce savant professeur constate que les deux ovaires d'une femme contiennent assez d'œufs pour engendrer autant d'habitants qu'il y en a dans les villes de Marseille, Lyon, Bordeaux et Rouen.

L'ovule a un centième de millimètre de diamètre; examiné au microscope, on voit qu'il est formé d'une enveloppe ou *membrane vitelline*, d'un contenu, le *vitellus*, dans lequel se trouve une cellule appelée *vésicule germinative*.

La fonction de l'ovaire est de favoriser l'entrée de l'ovule dans la trompe de Fallope. C'est au moment de la puberté que quelques uns de ces ovisacs augmentent de volume et tous les mois, à l'époque des menstrues, l'un d'eux se déchire pour livrer passage à l'ovule. Cette rupture a lieu sous l'influence de la distension de la vésicule, par suite de l'augmentation du liquide qu'elle contient, et à ce moment l'ovule est projeté vers l'orifice externe de la trompe où il se trouve saisi par le pavillon. La vésicule de de Graaf peut aussi se rompre en dehors de l'époque des règles, sous l'influence de l'excitation génésique et du coït, par exemple. Quoiqu'il en soit, l'œuf saisi par le pavillon est porté dans la trompe dont les contractions le poussent vers l'utérus dans lequel il arrive après cinq ou six jours, quelquefois même huit jours. Dans son trajet il s'entoure d'une matière visqueuse destinée a prendre les spermatozoïdes qui peuvent le rencontrer. L'œuf arrive ainsi dans l'utérus et, s'il n'est pas fécondé, il se décompose et se trouve expulsé de la matrice avec les produits de sécrétion qui proviennent de cet organe.

MENSTRUATION

La *menstruation* est un écoulement périodique de sang qui sort par la vulve chez toutes les femmes bien constituées, depuis l'âge de la puberté jusqu'au moment où elles cessent d'être fécondes. La menstruation est propre à l'espèce humaine, cependant quelques femelles de singe présentent un écoulement analogue et, d'un autre côté, les femmes de certaines tribus sauvages n'ont presque pas d'écoulement menstruel. On a l'habitude de dire d'une femme qu'elle est *réglée*, lorsque la menstruation s'est établie chez elle et à chaque époque mensuelle, on dit qu'elle a *ses règles*.

L'écoulement périodique n'est pas toujours très régulier, les époques ont plutôt de la tendance à avancer, mais en moyenne elles reviennent tous les vingt-huit jours. La durée de la menstruation est aussi très-variable ; certaines femmes *voient* pendant cinq, six et même huit jours, d'autres, pendant un jour, en résumé la moyenne est de trois jours. Le moment de la puberté varie beaucoup : dans les pays chauds, la menstruation s'établit plus tôt que dans les pays froids. Ainsi, tandis qu'en France, les filles voient leur première époque menstruelle à l'âge de quatorze ans en moyenne, en Espagne on observe une différence de deux ans en moins et en Russie un écart de deux ans en plus. Les jeunes filles de la campagne sont moins précoces que celles des villes ; ajoutons aussi que la misère et les privations retardent la menstruation tandis que l'alimentation substantielle et une bonne hygiène l'accélèrent.

Au moment où la menstruation va s'établir, c'est-à-dire à l'âge de la puberté, un léger duvet apparaît sur le pénil et les seins augmentent de volume, on observe quelquefois en même temps des phénomènes morbides tels que la chlorose et certaines affections nerveuses, aussi est-il nécessaire d'entourer les jeunes filles de beaucoup de précautions à ce moment.

La quantité de sang expulsé à chaque époque menstruelle est évaluée en moyenne à 250 grammes ; ce sang, analogue à celui qui coule dans les

vaisseaux, n'en diffère que par une proportion de
fibrine un peu moindre ; il est mélangé à une certaine quantité de mucus et il provient de la membrane muqueuse de l'utérus. Au moment des
règles, la surface de cette membrane se gerce,
se fendille et laisse transsuder le sang par les
petites ouvertures qui se produisent ainsi.

La menstruation est liée à la ponte de l'œuf ;
elle annonce qu'une vésicule de de Graaf s'est
rompue et qu'un ovule va se diriger vers l'utérus :
la congestion qui a lieu du côté des ovaires à ce
moment se manifeste en même temps du côté de
l'utérus et tous les tissus semblent transformés
pour un instant en un tissu érectile. L'ovule
parvient dans la matrice vers la fin des règles.
La femme qui, soit par un vice de conformation,
soit par suite d'une opération, n'a pas d'ovaires,
n'est jamais réglée.

Pendant la menstruation, les organes génitaux
internes et externes se congestionnent et augmentent de volume ; il est alors aisé de constater un
épaississement des parois du vagin, la vulve revêt
une coloration plus foncée ; souvent des malaises
accompagnent cet acte physiologique, ainsi des
femmes éprouvent un sentiment de pesanteur ou
de douleur au périnée, elles sont nerveuses, irritables, se plaignent souvent de maux de tête, de
douleurs dans l'aine et dans les reins ; capricieuses

et fantasques, les unes recherchent les rapprochements sexuels et c'est le plus grand nombre, d'autres fuient l'approche de l'homme. Elles ont les yeux cernéset ternes, leur physionomie exprime la tristesse et l'abattement et l'appétit disparaît.

Si l'œuf parvenu dans l'utérus est *fécondé*, les règles supprimées n'apparaissent plus pendant le cours de la grossesse et restent généralement suspendues pendant le temps de l'allaitement.

Après une durée de vingt-cinq à trente ans les règles se suppriment complètement et la femme cesse d'être féconde, c'est à cette période de la vie qu'on a donné le nom de *ménopause* ou *âge critique*.

D'après les croyances populaires, le sang des règles exhalerait une odeur et des miasmes auxquels on attribue la propriété de corrompre un grand nombre de substances alimentaires en provoquant leur décomposition rapide; cette opinion est révoquée en doute par beaucoup d'auteurs, d'autres, parmi lesquels Velpeau, la partagent volontiers. Il est probable que la fétidité du sang des règles n'est due qu'à son long séjour dans les organes, à la malpropreté et à la chaleur. L'hygiène enseigne que l'homme doit s'abstenir de rapports sexuels avec une femme qui a ses règles; Moïse punissait sévèrement ceux qui pratiquaient le coït pendant les menstrues et aujourd'hui encore, en Orient, comme chez les nations civilisées de l'antiquité, les femmes sont dans l'isolement pendant toute la durée de leur flux menstruel.

La menstruation est sujette à des troubles pathologiques, dont il sera question plus loin. (Voyez : *Maladies de l'appareil génital chez la femme.*)

CHAPITRE IV.

Physiologie de la Génération

Copulation; mécanisme de la copulation ; orgasme vénérien ; — *Fécondation ;* — *l'aura seminalis.* — Des qualités que doit offrir le sperme. — Mécanisme et physiologie de la fécondation ; imprégnation ; lieu où s'opère la fécondation ; fécondations ectopiques. — *Fécondations multiples ;* aptitudes particulières aux fécondations multiples. — Surconception ; *superfétation.* — *De la procréation des sexes ;* diverses théories émises sur ce sujet ; ce qu'il faut en penser ; opinions de divers observateurs sur la procréation des sexes. — Expériences de M. Thury, de Genève, sur la procréation des sexes ; conclusions de MM. Thury et Cornaz, sur la procréation des sexes. — De la procréation des sexes d'après des lois nouvelles basées sur l'observation et sur l'expérimentation scientifiques ; exemples à l'appui. — *Des attitudes dans le coït. De la génération et de l'activité de ses organes dans leurs rapports avec les différentes époques de la vie.* — Développement et activité des organes génitaux des deux sexes pendant l'enfance et à l'époque de la puberté ; de l'instinct sexuel, son influence sur le moral ; l'amour chez le jeune garçon et chez la jeune fille. — Activité et développement des organes génitaux chez l'adulte dans les deux sexes. — Des facultés procréatrices dans l'âge mûr ; âge critique, ses dangers. — De l'activité des organes génitaux dans la vieillesse.

COPULATION

La *copulation*, *coït*, ou *accouplement* est l'acte physiologique par lequel les organes génitaux des deux sexes se rapprochent en vue de la fécondation.

En général, le coït est précédé de désirs vénériens qui portent l'homme et la femme à se rechercher ; puis, bientôt, provoquée par les caresses et les baisers, l'érection survient et avec elle la soif de la volupté, besoin impérieux presque irrésistible, qui provoque le rapprochement des sexes. Dans cet acte, les organes mâles et femelles sont dans un état de turgescence tellement prononcé qu'ils s'appliquent exactement l'un à l'autre, et, la sensibilité exquise de ces organes se trouvant encore exaltée par ce contact intime, il en résulte bientôt une sensation voluptueuse qui s'empare de l'être tout entier et qui n'a d'autre but que d'assurer la reproduction de l'espèce dont elle est le plus sûr mobile. Il est hors de doute, en effet, que si le coït n'était accompagné d'une grande jouissance physique, s'il ne répondait en quelque sorte à un besoin de volupté, les deux sexes ne rechercheraient pas avec tant d'empressement un rapprochement qui, dans de telles circonstances, ne leur inspirerait que de la répulsion et du dégoût.

Pendant l'acte du coït, les organes de la femme entrent, comme ceux de l'homme, en érection et par un mécanisme semblable; le clitoris augmente donc de volume en même temps que le bulbe du vagin. Le membre viril, au moment où il pénètre dans le vestibule, vient se mettre en contact par son extrémité avec le gland du clitoris au-dessous duquel il passe pour franchir l'entrée du vagin, en glissant sur le bord du bulbe vaginal dont la saillie vient l'embrasser étroitement. De son côté, le gland qui a pénétré plus

profondément est au contact des parois du vagin
dont la muqueuse se gorge de sang. Les glisse-
ments du membre viril sont favorisés par diverses
sécrétions et notamment par le liquide des glandes
vulvo-vaginales. Du contact réciproque des organes de la génération, des pressions douces et
des frottements qu'ils exercent les uns sur les
autres, naît une action physique sous l'influence
de laquelle l'érection augmente de part et d'autre,
en même temps que la sensibilité s'exalte. Le
pénis exerce dans le vagin des mouvements de
va-et-vient et les titillations qu'il imprime ainsi
au clitoris portent instinctivement la femme a
porter la vulve au-devant de lui par des mouvements saccadés et combinés du bassin. L'anneau
vulvaire, gorgé de sang, comprime étroitement la
verge dont les corps caverneux turgescents atteignent le summum de leur développement; les
papilles nerveuses arrivent au dernier degré
d'exaltation, et bientôt un spasme suprême accompagné d'une indiscible sensation de volupté confond
les deux êtres dans une mutuelle étreinte.

L'orgasme vénérien s'annonce par une respiration entrecoupée, haletante et par une irridia-
tion sensitive dans tout l'organisme. L'éjaculation
du sperme amène une détente générale de tout
le système nerveux; à cette activité spasmodique
succède l'abattement, la langueur et un état de

prostration et de fatigue musculaire qui invitent au repos et au sommeil.

L'acte voluptueux s'accompagne aussi chez la femme d'une sorte d'éjaculation qui n'est autre chose qu'une hypersecrétion, très-abondante parfois, des glandes vulvo-vaginales. L'orgasme vénérien ne se manifeste pas chez toutes les femmes; puisqu'un grand nombre d'entre elles ont pu avoir beaucoup d'enfants sans l'avoir jamais éprouvé. Il en est de même de l'érection qui n'est pas indispensable chez elles pour pratiquer le coït, tandis que chez l'homme, elle est absolument nécessaire pour permettre l'introduction du pénis dans le canal vaginal.

Chez la femme le premier coït est souvent douloureux à cause de la membrane hymen, dont la rupture s'accompagne parfois de douleurs et d'une petite hémorrhagie. Le sentiment voluptueux est plus vif chez la femme que chez l'homme, elle se fatigue moins et supporte beaucoup plus facilement la répétition du coït.

FÉCONDATION

Malgré les progrès de la science, la fécondation est encore l'acte le plus mystérieux de la génération; on sait que pour qu'elle ait lieu il faut qu'il y ait contact entre le spermatozoïde, élément mâle, et l'ovule, élément femelle, mais on ignore

encore de quelle manière l'ovule puise dans ce
contact la propriété de se développer ensuite pour
former un être nouveau.

Le temps n'est plus où l'on croyait que des
vapeurs subtiles émanées du sperme pouvaient
féconder la femme à distance; cette théorie de
l'aura seminalis, si commode pour excuser les
infidélités, a fait aujourd'hui son temps. Nous
avons déjà dit que le sperme, pour avoir la propriété fécondante, devait contenir des spermatozoïdes, et que sa qualité est d'autant plus sûre
que ces spermatozoïdes sont doués d'une plus
grande agilité. Introduit dans la profondeur du
vagin, pendant l'acte du coït, et peut-être même
usque dans l'utérus au moment de l'éjaculation,
le sperme est ensuite porté plus loin. On pense,
en général, que le fluide séminal pénètre dans la
cavité de la matrice, par capillarité, peut-être
aussi par des mouvements d'aspiration du col
utérus. Quoiqu'il en soit, les spermatozoïdes, parvenus dans l'utérus, passent dans les trompes
de Fallope, et les cils vibratiles de ces conduits les
font cheminer dans la direction de l'ovaire jusqu'à la rencontre de l'ovule. Lorsqu'il n'existe
pas de vésicule de de Graaf à l'état de maturité,
et prête à se rompre, les spermatozoïdes disparaissent au milieu des sécrétions; mais, si un
ovule s'est détaché de l'ovaire, il chemine au-

devant du spermatozoïde et, quand il le rencontre, celui-ci pénètre de toutes pièces dans l'ovule et s'y dissout dans le vitellus. C'est ce mélange de la substance du mâle avec celle de la femelle qui constitue le phénomène de *l'imprégnation*.

L'ovule fécondé chemine néanmoins vers l'utérus et se fixe dans la cavité où il se développe pour former l'embryon. La plupart du temps, c'est dans la partie la plus éloignée des trompes et sur l'ovaire même que s'opère la fécondation, il n'est donc pas possible que le phénomène puisse s'accomplir instantanément au moment du coït, comme on le croyait autrefois et comme le croient encore beaucoup de femmes qui, par cela même qu'elles éprouvent au moment de l'orgasme vénérien, une sensation voluptueuse plus vive que de coutume, s'imaginent qu'elles ont conçu. Tout au plus, peut-on expliquer ce spasme vénérien, par la rupture d'une vésicule de de Graaf, sous l'influence de la copulation. Nos observations particulières, toutes basées sur des faits étudiés avec soin, nous portent à croire que les fécondations les plus rapides sont celles qui ont lieu quand le spermatozoïde trouve l'ovule déjà engagé dans la trompe, et nous doutons fort que lorsqu'il est parvenu dans la cavité de la matrice il puisse être encore fécondé. Il est alors baigné **par du mucus et des produits de sécrétion qui** altèrent sa qualité et l'isolent pour ainsi dire des spermatozoïdes qu'il pourrait rencontrer dans l'utérus ; son séjour d'ailleurs dans cet organe est de peu de durée et il est expulsé rapidement. D'autre part, des expériences que nous avons pratiquées sur des animaux sont venues confirmer cette opinion ; souvent nous avons rencontré dans la matrice des mammifères sacrifiés deux jours après le coït des ovules et des spermatozoïdes dans la cavité interne et aucun ovule n'était fécondé, ils étaient, au contraire, en voie de décomposition.

Lorsque l'ovule fécondé dans la trompe s'y arrête et s'y développe au lieu de continuer sa marche vers l'utérus, il en résulte une grossesse tubaire extra-utérine. Si, après sa fécondation sur l'ovaire où à l'orifice du pavillon de la trompe, l'ovule glisse dans la cavité abdominale et s'y développe au lieu de s'engager dans la trompe et de là dans l'utérus, ont dit que la grossesse est peritonéale extra-utérine.

FÉCONDATIONS MULTIPLES — SUPERFÉTATION

Chez la femme, il n'y a habituellement qu'un seul ovule fécondé à la fois, néanmoins, comme il peut arriver que plusieurs vésicules de de Graaf soient arrivées à maturité et se rompent simultanément, on observe quelquefois des grossesses doubles et beaucoup plus rarement des fécondations triples ou quadruples. Certaines femmes ont même une certaine prédisposition aux grossesses multiples. Ainsi, une femme dont le cas est rapporté par Osiander, mettait au monde deux ou trois enfants à chaque accouchement : l'une de ses filles, eut des couches de trois, quatre ou cinq enfants; une autre, à l'âge de trente-deux ans, avait trente-trois enfants, ce qui semble démontrer que la fécondité est héréditaire.

Les annales de la science contiennent beaucoup d'autres exemples de fécondité extraordinaire qu'il serait beaucoup trop long de rapporter ici. Nous dirons seulement que dans des cas de ce genre, tout le mérite appartient à la femme et que quelque soit l'homme avec lequel elle aura des relations sexuelles, elle sera suceptible d'avoir des grossesses multiples, si tant est que le sperme de cet homme contient des spermatozoïdes.

La *surconception* est une fécondation double ayant lieu presque au même moment dans des cas ou plusieurs vésicules de de Graaf se sont trouvées rompues à la fois ou presque en même temps. Ainsi, une négresse donne le même jour naissance à deux jumeaux, dont l'un est noir et l'autre de sang mêlé, le phénomène s'explique aisément. La négresse a d'abord coïté avec un nègre et quelques instants après avec un blanc; mais il n'en est pas ainsi dans la *superfétation*. Il arrive

parfois qu'une femme accouche d'abord d'un
enfant à terme ; puis, après un intervalle de cinq
ou six mois, elle accouche d'un autre enfant
également à terme, comment expliquer ce fait?
On admet deux explications : ou bien il existe une
matrice double comme on a pu le constater quelquefois, ou bien deux ovules ont été fécondés en
même temps, mais l'un d'eux a subi un arrêt de
développement.

La volonté ne joue aucun rôle dans la fécondation ; des femmes ont été fécondées pendant le
sommeil, dans la torpeur de l'ivresse ; et d'autres
dans l'état de syncope ou de catalepsie, d'autres
encore à la suite d'un viol et malgré une résistance
furieuse. Ainsi donc après un coït complet, normal,
il ne dépend pas de la femme non plus que de
l'homme qu'il y ait ou qu'il n'y ait pas fécondation.

DE LA PROCRÉATION DES SEXES

Cette question a été l'objet de théories aussi
nombreuses que fausses, aussi nous nous pro-
posons d'abord de les réfuter succinctement pour
aborder ensuite l'étude des faits basés sur la
science, l'expérience et l'observation.

L'opinion de ceux qui donnent à l'ovaire droit
la faculté de fournir des œufs mâles et à l'ovaire
gauche des œufs femelles est démentie par l'expérience ; des femmes qui ont survécu à l'ablation

d'un des ovaires ont pu ensuite donner naissance à des filles et à des garçons. La même explication est applicable à la théorie qui considère le testicule droit comme la source de l'élément mâle et le testicule gauche comme l'élément femelle. Quant à savoir s'il existe dans l'ovaire des œufs mâles et des œufs femelles, rien jusqu'à ce jour n'autorise à le supposer et quand cela serait, on ne retirerait de ce fait aucun avantage pour la procréation à volonté de tel ou tel sexe, car je ne sache pas que la ponte d'un œuf mâle ou celle d'un œuf femelle puissent s'annoncer par des symptômes spéciaux.

D'autres attribuent à l'attitude de l'homme et de la femme au moment du coït une influence sur la production des sexes; d'autres encore prétendent que la volonté bien arrêtée d'avoir une fille ou un garçon joue un rôle prépondérant; ces élucubrations d'esprits malades ou de charlatans éhontés ne valent même pas l'honneur d'une réfutation.

Je ne saurais non plus admettre que les tempéraments des époux, le mode d'allimentation et le régime, puissent exercer une influence quelconque; les faits sont là et accusent brutalement la fausseté de cette théorie qui ne repose sur aucune base solide et péche en outre par l'absence de contrôle scientifique.

Au commencement du siècle, Girou de Buzareingues, après de nombreuses expériences, con-
clut de ses travaux que les mâles engendrent seulement des mâles quand ils sont très-vigoureux
et que le contraire a lieu quand ils sont trop
jeunes. Lucas, dans un remarquable ouvrage sur
l'*Hérédité*, est arrivé à des conclusions à peu
près semblables : « Le mâle et la femelle dit-il,
transmettent d'autant plus certainement leur sexe,
que le mâle est plus mâle et la femelle plus femelle. » Sans nier ces influences, je trouve que
ces conclusions sont beaucoup trop absolues et
je pourrais au besoin fournir un grand nombre
de faits qui prouvent que ce n'est pas encore de
ce côté qu'il faut chercher la véritable solution
de ce problème. La même remarque s'applique
au docteur Boudin et à ceux qui se sont ralliés à
ses opinions, dont les conclusions sont les suivantes : 1º Quand le père est plus âgé que la
mère, c'est le sexe masculin qui prédomine et
réciproquement; 2º Si le père et la mère sont du
même âge, sauf une légère prédominance fémi-
nine, les deux sexes tendent à s'équilibrer.

La question me paraît avoir été très-nettement
tranchée par les expériences d'un professeur de
Genève, M. Thury, expériences faites sur des
animaux et qui offrent, comme on va le voir, le
plus grand intérêt en raison du profit que l'on
peut retirer de la généralisation de ces faits.

« On sait, dit M. Thury, que les œufs des mammifères se détachent de l'ovaire au commencement du rut, et qu'ils peuvent recevoir la fécondation pendant toute la durée de la période de chaleur, et par conséquent, lorsqu'ils sont parvenus à un état de maturation plus ou moins avancé. Il est vrai que ce temps est court; mais, dans les premières phases du développement génésique, époque de la fécondation, où tous les éléments essentiels de l'être futur se posent en germe, la puissance formatrice travaille avec activité, et des changements capitaux se succèdent dans un temps très-court. La durée totale de la descente de l'œuf dans les trompes et la matrice (vingt-quatre à quarante-huit heures chez les vaches) se partage en deux périodes : fécondé dans la première, le germe est l'œuf femelle; fécondé dans la seconde, il est l'œuf mâle. »

M. Thury eut l'occasion de reconnaître par de nombreuses expériences combien sa théorie est fondée ; il fit saillir un grand nombre de vaches dès les premiers signes du rut, et il n'obtint que des femelles; d'autres vaches conduites au taureau à la fin de la période de la chaleur, ne firent que des mâles. Ces résultats si probants conduisirent M. Thury et M. Cornaz qui avait partagé ses travaux aux conclusions suivantes :

« 1° Le sexe dépend du degré de maturation de l'œuf au moment où il est saisi par la fécondation.

« 2° L'œuf qui n'a pas atteint un certain degré de maturation, s'il est fécondé, donne une femelle ; quand ce degré de maturation est dépassé, l'œuf, s'il est fécondé, donne un mâle ;

« 3° Lorsque, au temps du rut, un seul œuf se détache de l'ovaire pour descendre lentement à travers le canal génital (animaux unipares), il suffit que la fécondation ait lieu au commencement du temps du rut pour qu'il en résulte des femelles, et, à la fin, pour qu'il en résulte des mâles, les modifications ayant lieu normalement pendant la durée de son trajet dans le canal génital ;

« 4° Lorsque plusieurs œufs se détachent successivement de l'ovaire pendant la durée d'une même période génératrice (animaux multipares et ovipares), les premiers œufs sont en général moins développés et donnent des femelles, les derniers sont plus mûrs et donnent des mâles. Mais, s'il arrive qu'une seconde période génératrice succède à la première, ou si les circonstances extérieures ou organiques changent considérablement, les derniers œufs peuvent ne pas atteindre un degré supérieur de maturation, et donnent des femelles.

Toutes choses égales d'ailleurs, l'application du

principe de sexualité est moins facile lorsqu'il s'agit d'animaux multipares ;

« 5° Dans l'application des principes précédents aux grands mammifères, il importe que l'expérimentateur observe une première fois la marche des phénomènes de chaleur chez l'individu même sur lequel il se propose d'agir, afin de connaître exactement la durée et les signes de l'état de rut, qui varient fréquemment d'un individu à l'autre ;

« 6° Il est évident qu'on ne peut attendre de résultat certain lorsque les signes de chaleur sont vagues ou équivoques. Cela n'arrive guère chez les animaux libres ; mais les bestiaux à l'engrais ou renfermés dans l'écurie offrent quelquefois cette particularité anormale ;

« 7° Il résulte de la manière même dont la loi qui régit la production des sexes a été déduite, que cette loi doit être générale et s'appliquer à tous les êtres organisés, c'est-à-dire, aux plantes, aux animaux et à l'homme. »

Habitué à n'admettre que les théories confirmées par la pratique et l'observation, je fus séduit par les travaux de ces deux savants et par leurs ingénieuses théories ; aussi, je résolus d'appliquer ces principes en les généralisant à l'espèce humaine ; des succès aussi nombreux que remarquables vinrent récompenser mes efforts.

La menstruation est pour la femme ce que le

rut est aux animaux, le moment des règles
marque donc l'époque de l'évolution et de la maturation des œufs, c'est donc à ce moment qu'il
faut agir pour arriver aux résultats désirés.
J'extrais de mes registres d'observations, un fait
tout récent qui vient à l'appui des théories de
MM. Thury et Cornaz.

Vers la fin de l'année dernière, M. L....., riche
propriétaire du Loiret, me fut envoyé par un
médecin de province. Marié depuis neuf ans,
M. L..... avait à ce moment cinq enfants, cinq
filles, et il venait me demander un conseil pour
avoir un garçon ; c'était aussi le vœu le plus cher
de Mme L..... excellente mère de famille, admirablement constituée et d'une santé parfaite. Les
deux époux me firent part de leur déception, les
deux premières filles, nées de leur union avaient
été accueillies avec joie, mais comme l'on désirait
de part et d'autre avoir un fils, on avait cherché
les moyens d'y parvenir dans un de ces ouvrages
plus nombreux que sérieux , dont les auteurs
semblent sacrifier trop volontiers la science à la
fantaisie. La désillusion fut complète, et après la
naissance des trois autres filles, on s'était décidé
à consulter à ce sujet le médecin de la famille, le
docteur D..... qui, au courant de mes recherches
sur cette question physiologique, les engagea à
venir me consulter. Je conseillai aux époux d'avoir

un rapprochement *trois ou quatre jours après la fin de la menstruation;* un an à peine s'était écoulé lorsque je reçus la lettre suivante :

« Cher Docteur,

« Grâce à votre expérience et à vos savants
» conseils, la France compte un homme de plus ;
» daignez recevoir les félicitations sincères et les
» remerciements des époux les plus heureux.

» L..... »

Je pourrais citer beaucoup d'autres observations tout aussi concluantes, mais le cadre qui m'est imposé m'oblige à être sobre de détails ; il me suffira de conclure par les propositions suivantes qui, toutes, offrent un véritable intérêt scientifique.

1º Il est possible, dans le plus grand nombre des cas, de procréer à volonté le sexe mâle ou le sexe femelle ;

2º Le sexe dépend de la période de menstruation à laquelle la fécondation a eu lieu ;

3º *Les trois ou quatre jours qui suivent la fin des règles correspondent à la période du rut chez les animaux ;*

4º Lorsque la fécondation a lieu dans les premier ou deuxième jour qui suivent la fin des règles, l'œuf n'a pas encore atteint une maturation complète, et alors il donnera une fille;

5° Si l'œuf est fécondé dans les troisième ou quatrième jours qui suivent la fin des règles, il aura acquis à ce moment une maturation parfaite et il donnera un garçon.

Il ne faut pas conclure de ce qui précède que ces règles ne souffrent pas d'exception; des influences accessoires peuvent retarder ou accélérer la maturité des œufs et, par conséquent, modifier l'aptitude à telle ou telle sexualité, mais, il n'est pas contestable que ces exceptions sont relativement rares, très-rares mêmes, comme me permettent de le croire les faits nombreux qu'il m'a été donné d'enregistrer.

J'ai déjà dit que le moment le plus favorable à la fécondation était le moment des règles; est-ce à dire que l'imprégnation n'est possible qu'à ce moment? Non, certes; il en est des vésicules de de Graaf comme de l'œuf lui-même, des influences peuvent hâter ou retarder indirectement leur maturation et leur rupture; on peut même dire que d'une manière générale, la fécondation est possible pendant toute la durée de la période qui s'écoule entre deux époques menstruelles, mais, je le répète à dessein, ce sont là des cas exceptionnels.

DES ATTITUDES

Je voudrais passer cette question sous silence, mais il est quelques détails d'une trop grande importance pour la santé et qu'il est de mon devoir de faire connaître. L'attitude naturelle des deux conjoints pour le coït est la position horizontale et il n'est donné qu'aux gens affamés de voluptés bestiales d'en user autrement, excepté dans certains cas où ces attitudes sont recommandées pour remédier à certaines causes de stérilité (voyez : *stérilité chez l'homme* et *stérilité chez la femme*). On ne doit pas ignorer que le coït pratiqué debout amène rapidement chez l'homme des accidents terribles du côté des centres nerveux; j'ai mainte et mainte fois constaté des paralysies générales et des ataxies locomotrices chez des sujets qui avaient usé parfois de cette attitude dangereuse. Les autres positions anormales ont le grave inconvénient de rendre la fécondation moins sûre, d'amener peu à peu chez la femme des déplacements de la matrice ou des inflammations de cet organe, et l'on sait de combien de maladies ces accidents peuvent être la cause.

DE LA GÉNÉRATION ET DE L'ACTIVITÉ
DE SES ORGANES DANS LEURS RAPPORTS AVEC LES
DIFFÉRENTES ÉPOQUES DE LA VIE

Chez les jeunes garçons les testicules existent comme les ovaires chez les petites filles, mais ces organes se développent lentement et leurs fonctions sommeillent jusqu'à l'âge de la puberté, excepté dans les cas ou des habitudes vicieuses contribuent à développer d'une façon hâtive l'excitabilité nerveuse des organes sexuels (voyez : *masturbation*).

La puberté est l'époque à laquelle se développe dans les deux sexes la faculté procréatrice ; chez la jeune fille, elle est signalée par la première chute d'un ovule (*menstruation*) et chez les jeunes garçons, par la sécrétion d'un sperme contenant des spermatozoïdes. A ce moment les organes génitaux se développent et deviennent plus excitables. Chez la jeune fille, les plis du vagin deviennent plus nombreux et plus accentués ; le mont de Vénus s'arrondit, ses formes se dessinent en même temps que des poils y apparaissent courts et rares d'abord, plus tard longs et frisés ; les grandes lèvres s'épaississent et deviennent plus rosées ; l'utérus et les ovules augmentent de volume, puis, les vésicules de de **Graaf** entrant dans leur évolution périodique, les règles s'établissent. En même temps les hanches s'arrondissent ; plus fermes et plus volumineux, les seins se développent, leur mamelon forme une saillie et s'entoure d'une auréole plus foncée.

Chez les jeunes garçons, les testicules deviennent aussi plus volumineux, plus lourds, la peau qui les recouvre se plisse et brunit, la verge se développe, des poils croissent peu à peu, en même temps que le visage commence à se couvrir d'un léger duvet; les cartilages du larynx augmentent de volume et le timbre de la voix se modifie. Mais, tandis que la jeune fille conserve les formes arrondies et gracieuses qui sont propres à son sexe, chez le jeune garçon, les formes musculaires et les saillies osseuses s'accusent chaque jour davantage.

Des changements s'opèrent en même temps du côté des sentiments; chez les jeunes garçons, l'instinct sexuel se développe en faisant dispaître, ou tout au moins, en diminuant l'égoïsme qui jusqu'alors faisait le fond du caractère, et le plus noble de tous les sentiments, l'amour, apparaît souvent irrésistible, avec son brillant cortége d'illusions et de rêves dorés trop souvent, hélas! suivis de cruelles déceptions. Nul ne peut se dérober à son empire; forts ou faibles, sceptiques ou naïfs, tous lui payeront un jour ou l'autre leur tribut :

> « Qui que tu sois, il est ton maître ;
> « Il l'est, le fut ou le doit être. »

A l'âge de la puberté, la jeune fille recherche avidement les choses surnaturelles, elle dévore plutôt qu'elle ne lit les romans les plus invraisemblables, et s'éprend parfois d'un amour passionné pour le héros imaginaire qui pour elle réunit toutes les qualités de l'homme généreux et bon. La jeune fille est essentiellement crédule et naïve, elle est douée d'une exquise sensibilité, mais il est utile d'imprimer à son état moral une direction énergique, sous peine de la voir quelquefois tomber dans le mysticisme et se prêter aux impostures du magnétisme et autres pratiques du même genre. En dehors de ces cas, qui fort heureusement sont les plus rares, les jeunes filles témoignent habituellement d'une finesse et d'un esprit d'observation plus développés que chez le jeune garçon et qu'elles utilisent avec un art parfait pour satisfaire cet invincible désir de plaire qui les domine toutes, quelque soit leur condition sociale et leur éducation. Ce sentiment inné chez la jeune fille est instinctif, on le retrouve même chez celles qui sont douées de la plus exquise pudeur.

Vers l'âge de vingt ans, l'homme atteint le commencement de l'âge adulte, il a presque cessé alors de croître en hauteur, mais la largeur du corps augmente encore vers les épaules et le bassin, surtout chez la femme. Du côté des organes génitaux certaines modifications sont survenues;

la transpiration dont ils sont le siége exhale une odeur spéciale plus forte; le mont-de-Vénus, plus saillant et plus large, est couvert de poils plus longs, plus frisés et plus foncés en couleur qui s'étendent, chez l'homme jusqu'au scrotum et au périnée, chez la femme jusqu'aux grandes lèvres. La menstruation offre la plus grande régularité, les seins fermes et bien développés ont un mamelon plus gros et plus large; l'auréole qui entoure ce mamelon, de rosée qu'elle était chez les blondes, devient d'un rouge terne, et de jaunâtre qu'elle était chez les brunes, prend une coloration plus foncée. Chez l'homme, le visage et les aisselles se couvrent de poils et chez lui, comme chez la femme à cet âge, l'instinct génésique atteint son plus haut degré, en même temps que la puissance de ses organes de génération.

Vers l'âge avancé que l'on considère comme correspondant à la cinquantième année, la faculté procréatrice a disparu chez presque toutes les femmes et chez les hommes elle commence à décliner. C'est à cette période de la vie que correspond chez la femme, *l'âge critique* qui a son point, de départ dans la *ménopause*, c'est-à-dire dans la cessation de l'écoulement menstruel. La suppression définitive des règles s'annonce souvent par l'irrégularité et la diminution de leur écoulement; on observe en même temps des troubles nerveux : palpitations, syncopes, hallucinations, et des troubles du côté des organes de la digestion. On exagère beaucoup, en général, les dangers de l'âge critique, mais on ne peut nier cependant que quelques accidents ont leur origine dans la ménopause ; telles sont les hémorrhagies fréquentes et abondantes, les hémorrhoïdes, la leucorrhée, la pléthore générale et la congestion de la matrice. Chez les femmes appartenant aux classes aisées et instruites, la ménopause se complique souvent d'accidents nerveux, tels que l'hystérie et la mélancolie ; ce phénomène est souvent lié à une cause toute morale et indique que trop souvent l'activité sexuelle en s'éteignant laisse derrière elle des sentiments affectifs encore vivaces et contre lesquels luttent vainement les regrets et la résignation.

En dehors des maladies que nous avons signalées comme se rattachant souvent à la ménopause, il en est d'autres dont elle favorise le retour et qui avaient disparu dès la première évacuation menstruelle, telles sont : certaines éruptions dartreuses, l'eczéma et les érysipèles à répétition.

Vers l'âge de soixante ans, l'homme est *vieux*, ses appétits sexuels affaiblis ne se réveillent que rarement, et il est imprudent de provoquer leur retour par ces moyens dangereux auxquels ont trop souvent recours les vieillards libidineux. Le sperme, il est vrai, conserve la plupart du temps ses vertus prolifiques, mais sa sécrétion est beaucoup moins active et comme l'éjaculation est toujours accompagnée d'une déperdition considérable d'influx nerveux, elle occasionne un retentissement fâcheux sur tout l'organisme, il est donc préférable de s'abstenir.

CHAPITRE V

Des rapports sexuels considérés aux points de vue social, philosophique, moral et hygiénique

Du célibat ; opinion de Luther sur le célibat. — *Continence et chasteté ;* effets de la continence prolongée ; son influence sur la santé. — *Du mariage ;* son influence moralisatrice et hygiénique, des conditions d'âge les plus favorables au mariage ; inconvénients des mariages précoces. — Des unions contractées entre personnes âgées ; inconvénients des mariages disproportionnés ; dangers et inconvénients de ces unions. — *Les maladies héréditaires dans le mariage ;* des maladies et des infirmités incompatibles avec le mariage. — *Mariages entre parents ;* des nombreux inconvénients qui peuvent en résulter ; hérédité des infirmités, des maladies et des difformités dans les mariages entre consanguins. — *De l'hérédité :* l'hérédité des traits du visage ; type familial ; — hérédité de la taille. — Croisements. — Des diverses manifestations de l'action héréditaire, aux points de vue physique, intellectuel et moral. — *Atavisme* ou *hérédité en retour.* — *Hérédité d'influence ;* particularités remarquables dues à ce phénomène physiologique. — *Callipédie et mégalandrogénésie ;* des conditions qui influent sur la procréation d'enfants bien conformés, vigoureux, sains de corps et d'esprit.

DU CÉLIBAT

A toutes les époques de l'histoire et chez tous les peuples, le célibat a toujours été considéré comme un crime de lèse-société et comme contraire aux lois de la nature et à la destinée de l'homme.

« Il n'est point en mon pouvoir de n'être pas » un homme, disait Martin Luther, il ne m'est

» pas possible non plus de vivre continuellement
» sans femme ; car, cela m'est nécessaire autant
» que de manger, boire et satisfaire aux autres
» besoins corporels. L'homme doit être ce que
» Dieu a voulu qu'il soit ; se servir de la liberté
» qu'il nous a départie pour agir contre sa volonté
» c'est blasphémer ou faire acte de folie. »

Il va sans dire qu'il est question ici du célibat
accompagné de la continence la plus absolue,
puisque les célibataires vivant à l'état de concu-
binage peuvent, au point de vue du moins de
l'accomplissement des fonctions génitales, être
assimilés aux gens mariés.

Lallemand, qui a étudié la question du célibat
avec beaucoup d'attention, ne pense pas qu'il
convienne même aux tempéraments les plus
froids. « Le célibat, dit à son tour M. de Gerando,
» ne saurait accomplir les prodiges que lui de-
» mandent d'imprudentes théories, que lorsqu'il
» se trouve protégé par une austérité de morale
» religieuse que nos temps ne comportent guère
» et qui, dans tous les cas, ne peut exercer son
» empire que sur un bien petit nombre de per-
» sonnes. »

Le célibataire manque à ses devoirs envers la
société qui a le droit de compter sur les enfants
qu'il pourrait avoir pour contribuer plus tard à
son bien-être et à sa défense. Il se manque aussi

à lui-même, parce que le besoin de se reproduire est inné à l'homme, qui ne saurait s'y soustraire sans violer lès lois de la nature.

CONTINENCE ET CHASTETÉ

La continence est la lutte que soutient tout individu contre le besoin instinctif qui le porte a rechercher les rapports sexuels ; hâtons nous de dire que bien peu de sujets sont susceptibles de soutenir longtemps cette lutte contre la nature.

« La continence absolue, indéfinie, a dit Lallemand, est, tôt ou tard, funeste aux individus qui la supportent avec le plus de facilité. Si elle n'amène aucun scandale, aucun abus, elle conduit nécessairement à des pertes séminales involontaires dont les progrès sont insensibles, inévitables, presque toujours inaperçus, et dont la guérison radicale est rendue impossible par la prohibition même de l'acte qui pourrait seul en prévenir le retour ».

Ici Lallemand fait allusion au vœu de continence, mais il n'entre ni dans notre cadre, ni dans nos intentions d'examiner ici la question au point de vue religieux, cela nous entraînerait beaucoup trop oin. Nous nous contenterons seulement d'émettre notre opinion de médecin et de physiologiste ; or, pour nous, la continence absolue est presque toujours impossible, ou bien elle conduit à des maladies souvent fort graves. Et d'ailleurs qu'elle est son utilité? quel but se propose donc celui qui se voue à la continence! Il n'est pas permis de considérer la continence comme une précaution hygiénique; les anciens, au contraire, aussi bien que les modernes, savaient qu'elle est la source d'un grand nombre de maladies, ainsi pensait Aristote et de nos jours, les médecins les plus éclairés sont d'accord pour l'admettre comme une des causes principales de maladies nerveuses graves. Esquirols a remarqué que la folie accompagnée de lubricité est très-commune chez les aliénés qui sortent des couvents. Leuret, qui partage cette opinion, ajoute que cela devrait faire réfléchir ceux qui veulent embrasser la vie monastique.

La continence est aussi fatale à un grand nombre de femmes de constitution robuste et à tempérament génésique; que de fois n'ai-je pas été consulté pour des jeunes filles tourmentées par des troubles nerveux mal définis, par des malaises étranges ou même, atteintes d'hystérie et d'autres affections dont il sera question plus loin; que de fois aussi n'ai-je pas vu diparaître tous ces accidents avec la plus grande rapidité chez celles qui, suivant mes conseils, avaient été soustraites à la continence par un mariage depuis longtemps et ardemment convoité!

La chasteté, qu'il ne faut pas confondre avec la continence, est cette vertu morale qui prescrit des lois pour régir les plaisirs de l'amour; la chasteté est la vertu par excellence de la femme mariée, c'est elle qui fait les ménages heureux et fait de l'épouse l'ange du foyer domestique.

DU MARIAGE

Le mariage est une institution sociale éminemment hygiénique et moralisatrice, il rend l'homme meilleur et prolonge la durée moyenne de son existence, malgré le surcroît de peines et de soucis qui lui forment trop souvent cortége, surtout dans les classes peu élevées de la société.

De nombreuses recherches dues aux observateurs les plus sérieux prouvent que, parmi les suicidés, les deux tiers sont des célibataires; on pourrait en conclure que le célibat conduit souvent à la folie. D'autre part, la statistique criminelle montre que, sur 100 condamnés, 60 sont célibataires et 40 seulement sont mariés; l'influence de la femme tend donc à rendre l'homme meilleur.

« Il est consolant, dit le savant hygiéniste » Michel Lévy, de voir les résultats inflexibles » de la statistique s'ajouter aux considérations » de l'ordre religieux, et aux exigences de la » société, pour nous montrer dans le mariage » une école de perfectionnement moral, de modé-

» ration et de longévité, le préservatif et le
» correctif des passions qui détruisent la santé,
» étouffent la conscience, bouleversent l'esprit,
» précipitent au suicide ou vers la folie. »

Il est de notre devoir de faire connaître les
considérations physiologiques et hygiéniques relatives au mariage et à la santé des enfants qui
doivent sortir de l'union des époux.

Le mariage ne doit avoir lieu qu'entre des
individus parvenus au complet développement
physique ; car, lorsque l'union de l'homme ou de
la femme est trop rapprochée de l'âge de la
puberté, l'orgasme génital présente à ce moment
une sorte de suractivité qui entraîne les époux à
des caresses trop souvent répétées ; c'est ce qui a
toujours ou presque toujours lieu chez les trop
jeunes mariés ; aussi, leur mortalité avant la
vingtième année est-elle six à huit fois plus considérable que celle des célibataires du même âge.
De plus, de cette insuffisance de développement
physique chez les deux époux, de leur excès dans
la jouissance des plaisirs du mariage résulte une
influence débilitante, dont les enfants issus de
cette union ressentiront le contre-coup.

Si les mariages précoces offrent beaucoup d'inconvénient au point de vue de l'hygiène, il n'en
est pas absolument de même des unions contractées entre des personnes également âgées et qui

recherchent plutôt ce que Mme de Staël appelait *l'égoïsme à deux* que l'espoir de se donner des descendants ou de se livrer aux plaisirs sexuels. Lorsque je suis consulté à cet égard, je me garde bien de désapprouver ces liens qui, pour être tardifs, n'en constituent pas moins un genre d'existence bien préférable, au point de vue de la santé, à l'isolement du veuvage et du célibat. Je n'en dirais pas autant de ces mariages disproportionnés qui jettent dans les bras d'un vieillard usé par l'âge et souvent par les excès une jeune fille souvent innocente, souvent aussi aveuglée, soit par les conseils de parents intéressés, soit par l'éclat d'une grande fortune. Ceux qui contractent une semblable union sont coupables ou victimes de leur candeur; quoi qu'il en soit, ils ne tardent pas à recevoir le châtiment de leur faute. Tantôt, c'est la jeune femme qui, dégoûtée des efforts impuissants d'un vieux mari lubrique, le prend en horreur et va se jeter sans pudeur dans les bras d'un amant plus jeune et moins prosaïque; tantôt, c'est le vieux mari qui, pour assouvir les appétits de sa trop jeune femme, fait plus que ses forces ne lui permettent; aiguillonné par le désir et par la crainte de voir sa femme rechercher des caresses plus ardentes, il se surmène, s'exténue et ne tarde pas à payer quelques instants d'illusions au prix du plus précieux des biens, la vie.

LES MALADIES HÉRÉDITAIRES ET LE MARIAGE

En dehors des questions d'âge, il en est d'autres qui doivent solliciter au plus haut degré l'attention des parents quand il s'agit de marier leurs enfants, je veux parler des maladies héréditaires et des maladies incurables. Quand un jeune homme blasé, fatigué de tous les plaisirs, recherche une jeune fille et l'épouse pour faire une fin, il est souvent atteint d'impuissance et de pertes séminales, et comme il ne l'ignore pas, il est coupable à l'égard de la jeune femme qu'il a ainsi trompée. Une jeune fille affectée de maladie nerveuse, contre laquelle aucun traitement ne s'est montré efficace jusqu'alors, est mariée et sa santé devient de plus en plus mauvaise, là encore il y a une victime, le mari. Considérer le mariage comme un mode de traitement, c'est faire acte de fourberie, et ceux qui savent que leur santé et leurs forces ne leur permettent pas d'être propres à cette union indissoluble devraient se faire un point d'honneur de ne pas la contracter. Malheureusement, dans nos pays civilisés ou considérés comme tels, la loi ne punit pas ce genre de fraude et pourtant, chez certains peuples de l'Orient, lorsqu'un père marie sa fille sans faire connaître à son futur gendre les défauts qu'elle peut avoir, ce dernier peut faire casser le mariage.

Parmi les affections qui contre-indiquent le mariage, nous plaçons en première ligne les vices de conformation, les scrofules, le rachitisme, la phthisie pulmonaire, l'aliénation mentale, l'épilepsie et la syphilis. Néanmoins, pour cette dernière maladie, nous faisons certaines réserves (voyez : *hérédité de la syphilis dans le mariage.*)

MARIAGES ENTRE PARENTS

Les mariages entre personnes de la même famille prédisposent presque fatalement aux maladies qui relèvent de l'hérédité et exercent sur les enfants une influence fâcheuse. « De même, » dit Michel Lévy, que les plantes alimentaires et » textiles dégénèrent par le défaut de renouvel- » lement des semences et de variation des as- » sollements, ainsi, la force et la beauté des » races animales sont au prix de leurs croise- » ments. » Cette opinion est peut-être trop absolue, puisque c'est en se propageant dans les mêmes familles que les races de chevaux nor- mands et arabes, par exemple, se maintiennent dans les meilleures conditions, et qu'il est d'observation que les races chevalines, notam- ment, dégénèrent par le mélange prolongé de différentes races. Mais il est bon d'ajouter aussi que, pour perpétuer les belles races d'animaux, on a soin de choisir pour la reproduction les sujets les plus beaux. Cette condition est applicable à l'espèce humaine, et il est extrêmement probable que si, dans les mariages entre consanguins on ne choisissait que des individus vigoureux, bien conformés et parfaitement indemnes de toute maladie ou infirmité, on n'aurait pas à craindre cet abatardissement que l'on observe si souvent dans les familles où les mariages se font entre parents. Néanmoins, d'une manière générale, nous approuvons la prohibition des mariages jusqu'au troisième degré de parenté et de la façon la plus absolue dans les familles entachées de maladies héréditaires, car nous sommes persuadé que dans des cas de ce genre, la décadence physique et intellectuelle ne saurait se faire attendre. Déjà Moïse avait compris les dangers des mariages entre parents et les avait défendus jusqu'au troisième degré de parenté.

Pour que l'on puisse se faire une idée des conséquences fâcheuses que peuvent entraîner les mariages entre consanguins au point de vue de la progéniture, nous allons les énumérer succinctement. Il n'est pas rare que la conception soit rendue impossible et c'est là une cause irrémédiable de stérilité ; dans d'autres cas, elle se fait longtemps attendre et le produit de cette conception se développe imparfaitement ; de plus, soit qu'il vienne au monde avant le terme de la grossesse, soit qu'il présente des monstruosités au point de vue de la conformation physique ou de sa constitution morale, il n'en sera pas moins une cause de regrets pour les parents. Parmi les affections du système nerveux auxquelles sont prédisposés les enfants nés dans de telles conditions, il faut citer en première ligne l'épilepsie, l'imbécilité, la surdi-mutité et les paralysies; habituellement lymphatiques, ils sont encore exposés aux diverses manifestations de la scrofule et de la tuberculose et offrent moins que les enfants nés dans toute autre condition, une résistance suffisante à la maladie. Chez les enfants nés des mêmes parents consanguins, il est rare que l'on observe les mêmes maladies ou les mêmes infirmités; ainsi, l'un sera imbécile, son frère sera sourd-muet et un troisième se signalera par une autre imperfection. Il est rare que tous les enfants nés de père et de mère consanguins échappent à l'action de cette cause de décadence; dans tous les cas, on devra craindre pour la génération qui suivra.

DE L'HÉRÉDITÉ

L'hérédité morbide n'est pas la seule que l'on observe; ce phénomène biologique se manifeste aussi dans la conformation extérieure. Pour cette raison la ressemblance peut être générale ou partielle : aussi n'est-il pas rare de rencontrer des enfants qui offrent avec leurs ascendants une similitude parfaite, mais, c'est le visage surtout qui porte l'empreinte la plus habituelle de l'hérédité ; il existe des familles chez lesquelles le développement de tel ou tel trait du visage se transmet presque fatalement de génération en génération et constitue le type. Souvent cette répétition héréditaire des traits de la physionomie n'apparaît que lorsque les enfants atteignent l'âge auquel leurs ascendants avaient les mêmes traits ; parfois ces ressemblances sont pour ainsi dire fugaces et disparaissent à jamais ; d'autres fois encore, la ressemblance de l'enfant à son père disparaît pour être remplacée par la ressemblance avec la mère.

L'hérédité de la taille est aussi incontestable et son influence n'avait pas échappé aux observateurs de l'antiquité ; à Sparte, ou la force physique et une stature élevée étaient en grand honneur, les unions entre gens de petite taille étaient l'objet des sarcasmes de la population. Frédéric de Prusse n'autorisait les soldats de sa garde à se marier que sous la condition expresse d'épouser une femme de leur taille ; aussi, les enfants issus de ces unions étaient-ils pour la plupart d'une stature presque gigantesque.

Les éleveurs ont tiré un excellent parti de

l'hérédité de la taille et ils sont parvenus, sans beaucoup de difficulté, à transmettre d'une race à une autre ou d'un sujet à ses produits, tel ou tel caractère en faisant un choix de mâles et de femelles présentant ce caractère à un très-haut degré de développement. Ils ont aussi, dans le même but, et à défaut d'individus d'une autre famille, accouplé les produits avec les auteurs ou les produits entre eux. Ce procédé, que les Anglais appellent *breeding in and in*, a donné les meilleurs résultats et le docteur Dannecy a renouvelé ces expériences avec succès sur des lapins, des souris, des pigeons et même des végétaux. Il est bien permis, au risque de froisser ceux qui considéreraient l'espèce humaine comme étant d'une essence particulière, de tenir compte de ces faits en ce qui concerne l'influence des croisements chez l'homme. Aussi, il est une précaution importante et que cependant on néglige toujours dans les questions de mariage, c'est de tenir compte non seulement des proportions du bassin de la femme, mais aussi du développement de la tête et des épaules de l'homme auquel elle doit s'unir. Il est, en effet, bien probable que si le père a de larges épaules et une tête très développée, ces caractères se retrouveront chez l'enfant et que l'accouchement **sera rendu plus difficile si les dimensions du bassin** de la mère ne sont pas relativement plus amples.

La forme des ongles, le volume des membres et des extrémités se transmettent héréditairement; il en est de même de la couleur des cheveux et de la peau, comme le prouvent les exemples aujourd'hui si nombreux de croisements de noirs et de blancs. Etant donnée l'union d'un nègre avec une blanche, il pourra en résulter les phénomènes suivants : ou les enfants seront mulâtres, ou quelques uns d'entre eux seront nègres et les autres parfaitement blancs. Un nègre habitant le Hâvre épousa une française ; quatre enfants sortirent de cette union, le premier fut un mulâtre, le second un nègre et les deux autres furent parfaitement blancs.

L'hérédité régit encore la forme, le volume et les anomalies de développement des os qui constituent le squelette ; elle fait sentir aussi son influence sur le système nerveux, sur le développement du cerveau, et Gall avait fondé sur ce fait une théorie de la propagation des facultés intellectuelles.

Les organes de la digestion, les muscles et l'appareil circulatoire subissent aussi la loi de l'hérédité, c'est ainsi que dans certaines familles le cœur et le calibre des vaisseaux présentent un développement considérable tandis que le contraire a lieu chez les individus appartenant à une autre famille. Corvisart a constaté que les vices de conformations de ces oragnes se transmettent par la voie d'hérédité.

L'action héréditaire s'exerce encore sur les caractères de proportion et de composition des liquides de l'organisme, sang, lymphe, bile, etc., etc., de là cette prédisposition héréditaire à la pléthore, à l'anémie, etc.

L'hérédité se manifeste dans les modes de développement et de la reproduction; ainsi, il est des familles ou la croissance se montre précoce, dans d'autres, elle est tardive; de même pour la fécondité qui se transmet aux produits, tantôt de la part du père, tantôt de celle de la mère.

Les tempéraments et les idiosyncrasies sont soumis aussi à l'action héréditaire; d'un père et d'une mère sanguins naîtront des enfants sanguins, de parents lymphatiques sortiront des enfants lymphatiques. Ce qui a trait à l'idiosyncrasie n'est pas moins frappant, certaines familles, par exemple, sont réfractaires à la petite vérole. Fodère, rapporte à ce sujet l'exemple de la famille de sa femme; le père de sa femme mort à quatre-vingt-onze ans, après avoir pendant longtemps exercé la médecine, ne contracta jamais la variole et tenta vainement de l'inoculer à sa fille en la faisant jouer avec des enfants atteints de cette maladie; son père et son grand-père avaient également joui de cette immunité. Ce qui est

vrai pour la variole l'est aussi pour la syphilis ;
il existe des individus, et malheureusement leur
nombre est trop restreint, qui sont réfractaires
au virus syphilitique ; je pourrais citer à cette
occasion un exemple bien concluant.

L'hérédité de la durée de la vie n'est pas non
plus douteuse ; dans certaines familles, la mort est
précoce et, à peu d'exceptions près, les sujets qui
en font partie ne passent pas une certaine limite
d'âge. Les membres de la famille de Turgot ne
vivaient guère au-delà de cinquante ans, aussi
quand cet homme illustre vit approcher l'époque
fatale il se hâta de mettre ordre à ses affaires,
pensant bien que, comme tous ses parents, il n'a-
vait que peu de temps à vivre ; il mourut, en effet,
à cinquante-trois ans. Enfin on a observé très-
fréquemment, qu'il y a lieu de compter sur une
existence prolongée quand on appartient à une famille dans laquelle on parvient à un âge avancé.

Une hérédité fâcheuse est celle des vices de
conformation, elle n'est malheureusement pas
douteuse ; des parents affectés de bec de lièvre
engendrent des enfants qui apportent en naissant
ce vice de conformation, les albinos engendrent
des albinos. Les anomalies caractérisées par un
excès de développement sont aussi héréditaires ;
telles sont : la multiplicité des testicules, des
mamelles et des doigts, l'hypospadias, l'épispa-

dias, l'existence d'une queue et autres monstruosités.

Il n'est pas moins intéressant de savoir que
les facultés intellectuelles et morales subissent
aussi la loi de l'hérédité. Malgré les opinions de
Girou de Buzareingues et de J.-J. Rousseau,
l'enfant naît avec des penchants et des aptitudes
qu'il tient de sa famille. Je ne comprends même
pas qu'on puisse révoquer en doute l'hérédité
intellectuelle et morale quand il est si facile d'observer autour de soi des familles entières, et le
fait est commun, qui sont dépourvues d'intelligence et d'imagination, tandis que les membres
d'autres familles sont richement douées à ce point
de vue. « Pour moi, dit Béraud, je regarde comme
» une des plus grandes preuves de l'hérédité
» mentale un fait que le contact entre les peuples
» civilisés et les peuples barbares a mis en
» lumière : c'est l'impossibilité ou les peuples
» barbares sont d'arriver au niveau des peuples
» civilisés, de plein saut et sans passer par
» l'hérédité. »

Et d'ailleurs l'observation de cette transmission
héréditaire n'a pas échappé aux éleveurs de
chevaux, qui apportent toujours un soin extrême
dans le choix des étalons et des juments qu'ils
destinent à l'accouplement.

L'hérédité s'exerce d'une façon directe ou indi-

recte, selon que le type est transmis par le père
et la mère ou se rapporte seulement à celui de
parents éloignés. Ainsi, comme exemple de ce
dernier cas, on peut observer parfois dans une
famille des enfants dont les traits ne rappellent
nullement ceux des parents directs, tandis qu'ils
offrent une ressemblance manifeste avec des
cousins d'un degré fort éloigné.

L'atavisme, ou hérédité en retour, transmet
seulement une certaine prédisposition à une qualité
qu'on ne retrouve que dans la génération qui
suivra, prédisposition qui reste ainsi à l'état latent
pour ne se manifester que chez les enfants de
ceux chez lesquels elle réside. Il résulte de cette
condition que l'enfant ne ressemble pas à ses
parents, mais bien à ses grands parents; il est
fréquent de voir des nègres qui ont un père ou
une mère de race blanche donner le jour à un
blanc et réciproquement.

De toutes les variétés de l'hérédité, la plus
remarquable est *l'hérédité d'influence;* elle se
manifeste dans les conditions suivantes : un
homme meurt; quelques années après, sa veuve
contracte une seconde union, un ou plusieurs
enfants issus de ce mariage peuvent ressembler,
et quelquefois d'une façon frappante, au premier
mari qui, pourtant, est mort bien longtemps avant
la conception de ces enfants. Il est difficile de

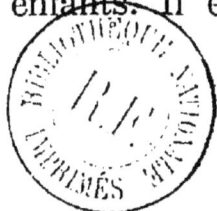

donner une explication physiologique satisfaisante de ce phénomène singulier, néanmoins, il est bon de noter qu'il ne se manifestera qu'autant que la femme aura été fécondée au moins une fois par son premier mari, que cette fécondation ait été suivie ou non de la naissance d'un enfant à terme, en un mot, il y aura eu *imprégnation* pendant le premier mariage. Le croisement de plusieurs espèces d'animaux a permis de constater très fréquemment ce phénomène en dehors de l'espèce humaine. Home rapporte qu'un *Couagga* ou âne moucheté d'Afrique fut accouplé une seule fois, en 1815, avec une jument anglaise qui, à la suite de ce rapprochement, mit au monde un mulet tacheté comme son père. Fécondée en 1817, 1818 et 1823, par trois étalons arabes différents, cette jument, bien qu'elle n'eût jamais revu l'âne moucheté depuis 1816, n'en donna pas moins à chaque parturition un poulain brun tacheté comme lui et offrant même une plus grande ressemblance que le premier mulet. On comprend de quelle importance physiologique est ce fait au point de vue des croisements et de la pureté des races: une jument qui aura un ou plusieurs accouplements avec un cheval abatardi sera donc pour toujours impropre à la reproduction d'une race noble de chevaux.

On me pardonnera cette longue digression sur

l'hérédité, en raison de l'intérêt qu'elle offre par elle même et du compte qu'il faut tenir de son influence au point de vue de la mégalanthropogénésie et de la calipédie dont nous allons nous occuper. Il me reste seulement à dire qu'un grand concours de circonstances modifie l'hérédité et peut augmenter sa puissance, notamment le climat et la multiplicité des croissements, l'alimentation habituelle, la civilisation, etc., etc.

CALIPÉDIE ET MÉGALANTHROPOGÉNÉSIE

Etant données les diverses considérations que nous venons d'énumérer au sujet du mariage et de l'hérédité, il est facile d'en déduire les conclusions qui ont trait à la calipédie et à la mégalandrogénésie.

J'entends par calipédie l'art de procréer des enfants sains de corps et d'esprit, bien conformés, de tempérament et de facultés intellectuelles bien équilibrés, et réunissant toutes les chances possibles de fournir une longue carrière. La question que je vais traiter est donc une des plus intéressantes que l'on puisse soumettre aux réflexions des gens du monde, puisqu'elle est liée en même temps à l'intérêt de l'individu et à celui de la société. Certes, on ne saurait nier, quelque optimiste que l'on puisse être, que la race humaine **est en décadence ; nous n'avons ni les muscles,**

ni la haute stature de nos pères. Fils abatardis
dans les délices d'une civilisation énervante,
nous négligeons trop les exercices du corps pour
nous livrer sans réserve aux plaisirs, sans songer
que nous manquons ainsi à nos devoirs envers
la société et envers les enfants auxquels, en
donnant la vie, nous devons aussi donner les forces
et la santé nécessaires pour soutenir la lutte de
l'existence. Le devoir du médecin est de combattre ces tendances fâcheuses et d'indiquer les
moyens propres à ramener autant que possible
l'espèce humaine à son type physique normal.
J'ose le dire ici avec un sentiment d'orgueil que
l'on comprendra aisément, mes conseils, lorsqu'ils
ont été écoutés, ont toujours été suivis de
succès vraiment flatteurs; il n'est pas de plus
douce récompense que cette satisfaction intime
que donne à l'homme la conscience du devoir
accompli et des services qu'il a rendus à la société.
Aussi, fort des résultats obtenus, j'engage ceux
qui me liront à ne pas dédaigner les conseils
qu'ils trouveront dans cet ouvrage; il n'est pas
une seule de mes recommandations qui soit
donnée à la légère; ce n'est que par l'expérience
que l'on arrive à la recherche de la vérité, et c'est
cette voie que j'ai constamment suivie.

La mégalandrogénésie ou mégalanthropogénésie n'est, à proprement parler, qu'une branche

de la calipédie, puisqu'elle a pour but de procréer des hommes de haute stature, aussi, nous ne diviserons pas dans notre étude ces deux branches d'un même art.

La première question qui se présente est celle de l'âge des époux. Or, il résulte des recherches statistiques faites jusqu'à ce jour, que les mariages trop précoces, outre la stérilité qu'ils amènent souvent, produisent des enfants chétifs et par suite ayant moins de chances probables de vie, de santé et de vigueur. Chez les époux trop jeunes, les organes ne sont pas parvenus encore à leur entier développement, et les enfants issus de ces unions prématurées sont sont souvent faibles et mal constitués. L'âge le plus favorable au mariage est de vingt-cinq à trente-cinq ans pour l'homme et de vingt-deux à trente ans pour la femme ; les enfants nés dans cette période sont, en général, forts, robustes, vigoureux et présentent toutes les chances possibles de longévité. Les mariages tardifs exercent sur les enfants une influence aussi fâcheuse que les mariages précoces.

Lorsque l'un des époux présente une prédisposition à une maladie ou à un vice constitutionnel héréditaires, il faut, par tous les moyens que la médecine possède, lutter contre cette funeste prédisposition, pour éviter de la transmettre aux enfants ; on comprend que nous ne pouvons ici exposer ces moyens, dont l'énumération nous entraînerait beaucoup trop loin.

Les tempéraments mixtes sont les plus favorables à la santé physique et morale; pour cette raison, il n'est pas sage de marier deux lymphatiques, sous peine de voir leurs enfants présenter ce mode de tempérament poussé à ses dernières limites. Si le mari et la femme sont sanguins, il y a des chances pour que leurs enfants naissent avec le même tempérament; et si, dans la première et la seconde jeunesse, ils jouissent d'une santé et d'une vigueur exceptionelles, ils auront, en revanche, à craindre dans un âge plus avancé les accidents auxquelles donne lieu la pléthore, accidents parmi lesquels je me contente de signaler l'apoplexie. Mariez, au contraire, un homme sanguin à une femme lymphatique, et vous verrez les enfants présenter les attributs du tempérament paternel mitigés par ceux du tempérament maternel; de même, il ne faut pas unir un homme nerveux à une femme nerveuse, en un mot il faut croiser les tempéraments. Les préceptes que je viens d'exposer sont souvent suivis de succès, mais je dois dire aussi, dans l'intérêt de la vérité, que l'on observe parfois des exceptions. La loi de l'hérédité régissant aussi les tempéraments, il n'est pas rare de voir l'enfant hériter du tempérament de son père sans avoir rien de celui de sa mère. Dans d'autres cas, c'est l'atavisme qui fait sentir son influence; ainsi, un enfant naît d'un père lymphatique, son aïeul est sanguin, il peut parfaitement se faire que cet enfant présente les attributs du tempérament sanguin. On trouvera dans d'autres parties de cet ouvrage (voyez : *Hérédité et Hygiène de la génération chez l'homme et chez la femme*), les autres considérations relatives à la question qui nous occupe et qu'il est inutile de reproduire ici. Quant à la mégalandrogénésie, nous avons déjà, à propos de l'hérédité de la taille, exposé les moyens de procréer des enfants de haute stature, moyens bien simples, puis qu'ils consistent à unir deux époux également de taille élevée.

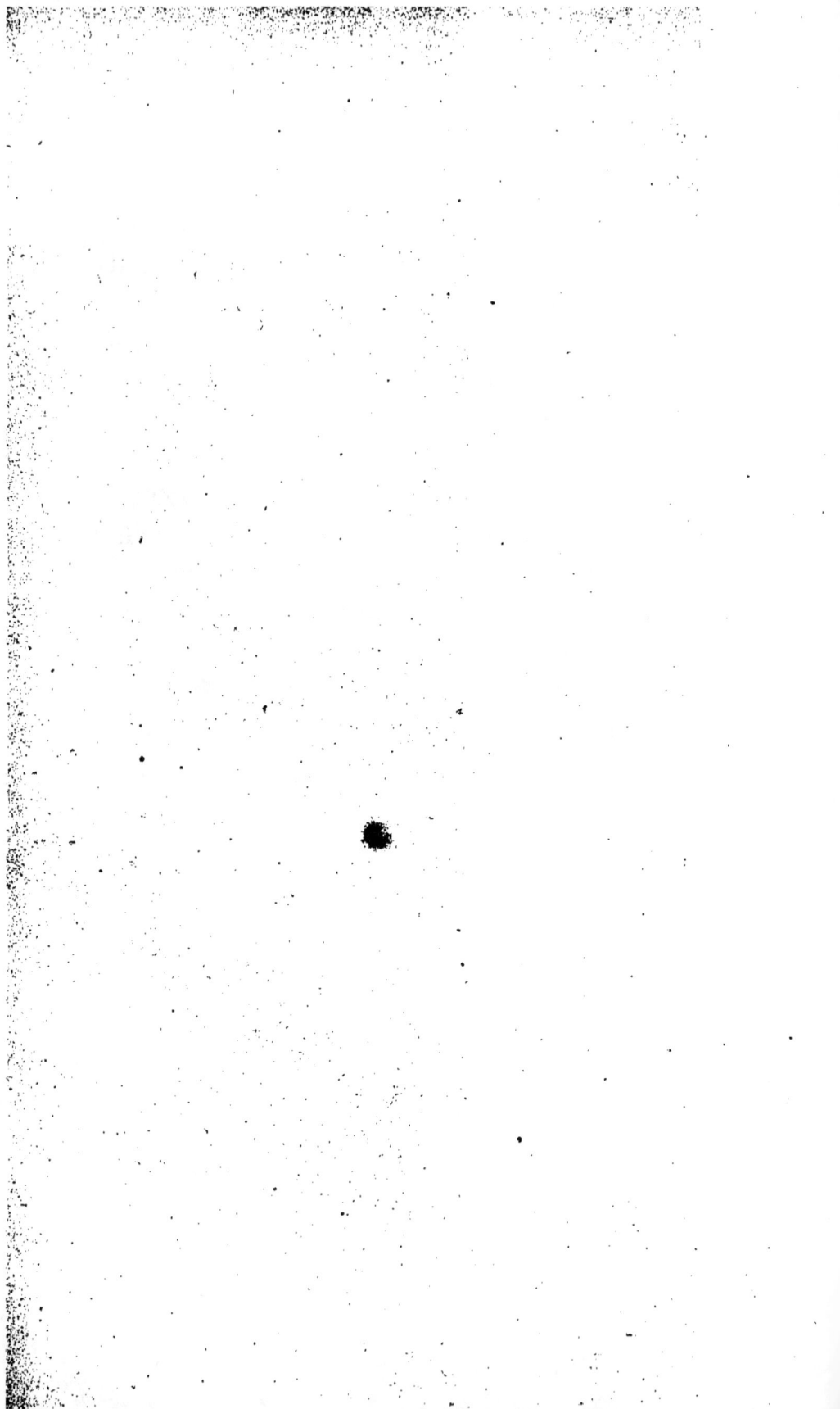

DEUXIÈME PARTIE

MALADIES

DES

ORGANES GÉNITO-URINAIRES

DE L'HOMME

———▷✶◁———

CHAPITRE Iᵉʳ

Maladies de l'appareil urinaire

Néphrite ou inflammation des reins ; ses diverses formes ; — néphrite simple aiguë ; néphrite simple chronique ; néphrite calculeuse. — *Colique néphrétique.* — Néphrite albumineuse ou *albuminurie* ; examen et analyse des urines. — *Polyurie* et *diabète* ou *glycosurie ;* des divers procédés mis en usage pour reconnaître la présence du sucre dans les urines. — *Gravelle ;* composition chimique des calculs ; gravelle rouge ou urique ; gravelle grise ou phosphatique ; gravelle jaune ou oxalique ; gravelle blanche. — *Pyélite et pyélo-néphrite.* — *Calculs de la vessie ou pierre.* — Taille et lithotritie. — *Calculs de l'urèthre.* — *Cystite* ou inflammation de la vessie — *Catarrhe de la vessie ou cystite chronique.* — *Névralgie de la vessie.* — *Rétention d'urine.* — *Incontinence d'urine ; incontinence nocturne.* — *Prostatite.* — *Hypertrophie de la prostate.*

NÉPHRITE

La néphrite est l'inflammation des reins; elle se manifeste par une douleur plus ou moins vive dans la région des reins, douleur qui augmente par les mouvements, par la toux, par l'éternuement et par la chaleur du lit, les malades n'y prennent guère attention que lorsque leur urine devenue moins abondante se charge en couleur, devient parfois sanguinolente et contient des cellules d'épithelium et du pus. Il n'est pas rare de voir ces symptômes s'accompagner de nausées, de vomissements et de constipation; en même temps, la soif est vive, la peau sèche et le testicule retracté semble remonter vers l'anneau.

Les causes de la néphrite simple aiguë, sont : les contusions et les plaies, un obstacle à l'excrétion de l'urine, l'usage des cantharides. et parfois l'impression du froid humide. Elle exige un traitement rapide et énergique, sans lequel elle tend à passer à l'état chronique. Je l'ai presque toujours combattue avec succès par les moyens suivants : vingt sangsues au niveau des reins, bains émollients prolongés, tisane d'orge miellée, lavements purgatifs; repos absolu et diète sévère. J'ajoute à ce traitement, suivant les cas, des pilules de térébenthine de Venise, l'essence d'eucalyptus globulus et l'eau de Vichy.

La néphrite simple chronique offre à peu près les mêmes symptômes que la néphrite aiguë; la douleur est seulement plus sourde et présente des exacerbations; d'un autre côté, l'urine, alcaline au moment de l'émission, contient presque toujours des sels calcaires, phosphatiques ou ammoniaco-magnésiens. Les symptômes généraux sont moins marqués que dans la néphrite aiguë

Je prescris habituellement contre cette maladie un régime fortifiant (viandes saignantes), des lavements laudanisés, des bains de siège fréquents, des vésicatoires volants au niveau des reins, des boissons toniques ou résolutives, suivant les symptômes, les préparations ferrugineuses et opiacées, et enfin l'eau de Vals et une tisane légèrement diurétique.

La néphrite calculeuse dont les symptômes et le traitement ne diffèrent pas sensiblement de ceux de la néphrite aiguë simple, est caractérisée par la *colique néphrétique*, douleur extrêmement violente qui se fait sentir subitement et qui, presque toujours, est précédée et accompagnée de gravelle (*voyez ce mot.*)

La néphrite albumineuse, qu'on appelle aussi albuminurie et maladie de Bright, est une dégénérescence du tissu du rein ; elle est caractérisée par la présence dans les urines d'une certaine proportion d'albumine que l'on constate à l'aide de quelques gouttes d'acide nitrique et par l'ébullition, il se forme alors un précipité floconneux semblable au blanc d'œuf. Examinée au microscope, l'urine laisse apercevoir aussi dans **sa masse des débris de tubes du rein.**

Les symptômes de la néphrite albumineuse sont les suivants : fatigue, courbature et pesanteur dans la région des reins, bouffissure des paupières, gonflement de la peau des bourses et de la partie inférieure des jambes, affaiblissement de la vue, névralgies diverses, troubles de la digestion, de la respiration et de la circulation et enfin, comme nous l'avons déjà dit, présence de l'albumine dans les urines.

La néphrite albumineuse est aiguë ou chronique ; contre la forme aiguë, je prescris quinze sangsues dans la région des reins, la tisane de queues de cerises additionnée de nitrate de potasse, des purgatifs plus ou moins énergiques, selon que l'hydropisie est plus ou moins considérable, des bains simples, des bains de vapeur et une alimentation exclusivement composée de lait ; j'engage en même temps les malades à se couvrir le corps de flanelle.

Je combats la forme chronique avec la tisane d'uva ursi, l'oxymel scillitique, les préparations de digitale et les sudorifiques. Les malades sont en même temps soumis à un régime tonique et fortifiant.

La néphrite albumineuse est plus commune chez les hommes que chez les femmes ; le froid, l'humidité, l'abus des liqueurs spiritueuses, les **changements brusques de température, les excès** vénériens, telles sont les causes qui semblent favoriser le plus communément l'apparition de cette maladie.

Il n'est pas toujours facile de savoir si l'on a affaire à une néphrite albumineuse par cela même qu'il existe de l'albumine dans les urines, parce que cette anomalie se rencontre en dehors de la maladie dont nous nous occupons. Je ne puis énumérer ici les cas très-nombreux dans lesquels l'urine peut contenir passagèrement de l'albumine, j'engage seulement les malades, lorsque leur état leur inspire quelque doute à ce sujet, à consulter un médecin spécial.

POLYURIE — DIABÉTE

La polyurie ou flux urinaire est un phénomène morbide habituellement passager caractérisé par une sécrétion très-abondante d'urine. Cette affection naît le plus souvent sous l'influence de causes nerveuses, dans quelques cas rares elle peut persister pendant des années sans altérer la santé. L'urine est d'ailleurs normale, claire et limpide, presque incolore, elle n'offre comme caractère particulier qu'une légère diminution de l'urée. J'ai vu souvent la polyurie disparaître sous l'influence d'un traitement hydrothérapique énergique combiné avec l'usage des préparations de belladone.

Le diabéte ou glycosurie est une maladie caractérisée par la présence du sucre dans les urines. Ce sucre ou glucose est semblable au sucre de raisin et au sucre d'amidon, il est cristallisable et dévie à droite les rayons de lumière polarisée qui traversent sa solution. Le rapport qui existe entre la composition de l'urine et la marche de la maladie donne une grande importance à la connaissance exacte de la proportion de sucre contenu dans l'urine. Les moyens les plus faciles de reconnaître la présence du sucre sont le procédé de Bareswill et celui de Mialhe. Dans le procédé Bareswill, on prend une éprouvette à moitié remplie de l'urine qu'on veut examiner, on y ajoute un tiers ou un quart de liquide cupro-potassique, on fait chauffer le mélange sur une lampe à alcool et s'il existe du glucose, on le voit s'amasser au fond de l'éprouvette sous la forme d'un précipité jaune-rougeâtre. Dans le procédé de Mialhe, on introduit un excès de potasse caustique et on chauffe sur la lampe à alcool; le sucre, s'il existe, donne alors à ce mélange une couleur brun-rougeâtre en rapport avec la quantité de sucre qui est contenu dans l'urine. Ces expériences et le dosage de la matière sucrée exigent une grande habitude, aussi, je ne pense pas que les malades eux-mêmes puissent se livrer à ces manipulations sans s'exposer à des erreurs fréquentes.

Le diabète s'accompagne d'une sécrétion extrê-

mement abondante d'urine; un officier de l'armée
espagnole qui vint me consulter il y a deux ans
rendait jusqu'à treize litres d'urine par jour et de
ce liquide excreté dans vingt-quatre heures, je
pus extraire par l'analyse chimique 625 grammes
de glucose. Ces urines sont incolores, inodores,
limpides, presque toujours acides; si on les examine
au microscope quelque temps après leur émission,
on y trouve des globules de ferment. Les malades
atteints de diabète ont toujours soif et, bien que
leur appétit soit souvent insatiable, ils maigrissent
sensiblement. En même temps on observe chez eux
de l'impuissance, les érections font souvent défaut,
une prédisposition marquée à certaines éruptions
de la peau, les furoncles notamment; ils sont aussi
exposés aux bronchites et aux fluxions de poitrine.
S'ils négligent de se soigner, les diabétiques s'af-
faiblissent, ils deviennent tristes, irritables, hypo-
condriaques et tombent dans un état de consomption qui les enlève rapidement si l'on
n'intervient par un traitement énergique.

Je soumets mes diabétiques à un régime extrêmement sévère, et voici le traitement que je formule
dans les cas les plus ordinaires :

1° Faire exclusivement usage de pain de gluten
ou de pain de son ;

2° S'abstenir complètement d'aliments féculents
et de bière ;

3° Se nourrir exclusivement de viandes noires ou blanches, grillées ou rôties, de poissons, de coquillages, d'œufs, de lait et de légumes frais; s'abstenir de la façon la plus absolue des sauces et des assaisonnements préparés avec de la farine ou du sucre.

4° Chaque jour une ou deux bouteilles de vieux Bordeaux; café à l'eau, sans sucre, avec ou sans spiritueux; eau de Vichy (Célestins) aux repas.

5° Vêtements complets en flanelle; exercices en plein air : gymnastique, jardinage, longues promenades, en un mot, provoquer une transpiration continuelle par tous les moyens possibles, bains de vapeur, bains simples souvent répétés.

6° Eviter les relations sexuelles, les efforts intellectuels et les émotions morales tristes.

Sous l'influence de ce traitement, la proportion du sucre contenu dans l'urine diminue avec rapidité et, si les malades sont assez soucieux de leur santé et de leur intérêt pour ne pas se départir de la ligne de conduite qui leur est tracée, ils ne tardent pas à éprouver les bienfaits de ce régime purement hygiénique. Dans tous les cas, la guérison obtenue, le diabétique ne doit se permettre aucun écart de régime sous peine de s'exposer à une rechute.

GRAVELLE

La gravelle est caractérisée par la formation dans le rein de concrétions pierreuses de forme et de composition chimique variables; très-petites, ces concrétions solides sont appelées *sable*, un peu plus grosses, elles constituent le *gravier*, puis elles deviennent des *calculs* ou la *pierre*, suivant qu'elles prennent un volume de plus en plus considérable.

Cette maladie, étant pour ainsi dire le point de départ des maladies principales de l'appareil urinaire, offre un intérêt tout particulier. Dans la première partie de cet ouvrage, nous avons déjà fait connaître la composition de l'urine normale, mais sous l'influence de diverses causes, quelques uns des éléments de ce liquide, notamment les substances solidifiables, peuvent se trouver en plus grande quantité et en raison de leur solubilité relativement peu considérable, ils ont de la tendance à se déposer et à se réunir en petites masses pour constituer le sable. Ils peuvent alors, dans certains cas (*calculs*, *pierre*) devenir en quelque sorte un noyau autour duquel viennent se déposer peu à peu d'autres matières salines qu'on y trouve déposées par couches concentriques. Il est rare que les calculs soient formés par une seule substance; les époques de leur formation et la nature des

éléments chimiques varient avec les oscillations
de la santé et les causes qui président à leur
origine. Néanmoins, la plupart du temps, on les
trouve composés comme suit : 1° calculs d'acide
urique et d'urates; 2° calculs d'oxalate et de
carbonate de chaux; 3° calculs de phosphate
ammoniaco-magnésien.

Sous quelle influence ces substances se trou-
vent-elles en plus grande proportion qu'à l'état
normal dans l'organisme? C'est une question à
laquelle il est difficile de donner une solution
satisfaisante dans l'état actuel de la science. On
sait seulement qu'une nourriture trop substantielle
et trop animalisée y prédispose en augmentant la
quantité d'acide urique contenue dans le sang.
Outre cela, les gens qui exercent une profession
sédentaire, par cela même qu'ils sont privés d'un
exercice suffisant, ont la respiration moins active
et les échanges chimiques se faisant imparfaitement dans les tissus de l'économie, l'acide urique n'est pas éliminé comme il doit l'être. Dans
d'autres cas, la gravelle se rencontre chez des
personnes qui font usage d'aliments végétaux
chargés d'acides, tels que les fruits acidules,
l'oseille, certaines salades; il existe aussi dans
ce cas une certaine prédisposition individuelle.
Nous avons remarqué que les grands buveurs
d'eau ne sont pas exposés à la gravelle, tandis

que les sujets qui boivent peu et et font usage presque exclusivement de vin pur contractent assez souvent des affections calculeuses. A ces causes il faut ajouter l'influence du climat; la gravelle, rare dans les pays chauds, est commune dans les contrées humides et froides comme l'Allemagne, la Hollande, l'Angleterre et aussi la France. Enfin, nous devons dire que les maladies calculeuses sont moins communes chez l'adulte que chez l'enfant et le vieillard, chez la femme que chez l'homme.

Le nombre et le volume des calculs varient : tantôt il en existe un seul, tantôt une assez grande quantité; les uns sont du volume d'un pois, d'autres atteignent la grosseur d'une orange. Dans la vessie d'un curé des environs de Bourges, on en trouva un qui pesait près de dix-sept cents grammes; celui du musée Dupuytren pèse 800 grammes. Je suis heureux de pouvoir dire que ce sont là de rares exceptions et que le plus souvent, les calculs n'atteignent pas ce volume, ni ce poids; néanmoins j'en ai souvent rencontré dont le volume variait entre ceux d'une noix et d'un œuf de pigeon. Les uns sont mous et friables, les autres d'une dureté extrême; leur forme est aussi extrêmement variable, et leur surface, qui est quelquefois lisse et polie, est trop souvent rugueuse, hérissée d'aspérités et de petits mamelons qui donnent au calcul l'aspect d'une mûre; c'est à cette variété que l'on a donné le nom de *calculs muraux*, ils contiennent une forte proportion d'oxalate de chaux et du phosphate ammoniaco-magnésien. La couleur des calculs varie avec les substances qui entrent dans leur composition chimique; la couleur fauve est celle des calculs d'acide urique; la couleur brune est propre à l'oxalate de chaux; les phosphates et les carbonates sont blancs et l'urate d'ammoniaque est d'un gris cendré.

Il existe des signes au moyen desquels on peut reconnaître à quelle variété de la gravelle on a affaire : lorsque l'urine contient un sable fin rougeâtre ou jaunâtre, se consumant entièrement par l'action du feu, ce sable est de l'acide urique et la maladie est dite gravelle rouge ou gravelle urique.

Si, au contraire, les urines déposent une substance semblable à de la craie, se dissolvant dans les acides, exhalant une odeur ammoniacale lorsqu'on la brûle et prenant sur les charbons ardents une couleur noire, cette substance est formée de phosphate de chaux, d'ammoniaque, de magnésie et de phosphate ammoniaco-magnésien, et la maladie à laquelle elle donne lieu est la gravelle grise ou gravelle phosphatique.

La gravelle, blanche dans laquelle les graviers

sont formés de phosphate de chaux, pur ou de carbonate de chaux est extrèmement rare.

Dans la gravelle jaune ou gravelle oxalique, le sédiment que l'on trouve dans l'urine est un amas de graviers d'un jaune brun parfois très-foncé qui, soumis à une flamme vive, ne laisse pour résidu qu'une poudre blanche qui est de la chaux ; le calcul est formé d'oxalate de chaux, presque toujours combiné à des urates et à de l'oxalate d'ammoniaque.

Enfin, on a donné le nom de gravelle pileuse à celle qui est caractérisée par la présence d'un sédiment dans lequel il existe du phosphate de chaux et de l'acide urique cristallisés autour des poils.

Les symptômes de la gravelle varient avec le volume des concrétions qui la provoquent : ainsi le sable et les graviers ne donnent le plus souvent qu'une sensation de gêne et de pesanteur dans les reins et s'accompagnent parfois d'une douleur sourde. Si ces graviers sont assez petits pour parcourir la longueur des uretères, les reins sont le siége d'une sorte d'engourdissement et de fourmillement qui s'accompagnent de l'émission d'une urine fortement colorée et qui, au bout de une à trois heures laisse déposer au fond du vase un sédiment de couleur rougeâtre semblable à de la brique pilée.

Quand, en raison de leur volume, les graviers ne peuvent circuler facilement dans les uretères, on observe des douleurs vives, des coliques néphrétiques (voyez : *néphrite*); du sang, quelquefois du pus, et des mucosités se mélangent aux urines. Enfin, tous les symptômes disparaissent quand les graviers sont parvenus jusque dans la vessie et de là expulsés au dehors. Lorsque leur volume et les saillies ne leur permettent pas de sortir des uretères, ils donnent lieu à des accidents que nous décrirons à l'article *pyélite*; de même, quand ils séjournent dans la vessie, ils deviennent le point de départ de la formation d'une pierre (voyez : *pierre* ou *calcul de la vessie*).

La gravité de la gravelle varie avec l'hygiène, le régime et la constance des malades qui sont trop souvent portés à se négliger dès qu'ils se sentent mieux. Cette affection étant souvent héréditaire, il est parfois difficile d'en obtenir la guérison absolue, mais j'ai acquis la certitude que lorsque les graveleux ne se permettent aucun écart de régime et suivent exactement mes prescriptions, ils peuvent compter sur une tranquillité parfaite. Voici le traitement, le régime et les règles hygiéniques que j'impose dans ce cas à mes malades.

Lorsque les douleurs sont vives et annoncent

que les calculs ne sont pas encore parvenus dans la vessie, j'ai recours au traitement que j'ai déjà indiqué à propos de la néphrite calculeuse (voyez : *néphrite*). Quand le calcul est expulsé, dans le but de prévenir la formation de nouveaux gra-·viers et de combattre la prédisposition à la gravelle, je prescris le régime suivant :

1° Faire usage de viandes blanches exclusivement, alimentation composée principalement de légumes frais et herbacés, tels que : laitue, chicorée, épinards, choux-fleurs, cardons, etc; fruits et racines à queues tels que : carottes, salsifis, betteraves, melons, aubergines, concombres et topinambours ;

2° User modérément de pain et d'aliments féculents trop azotés, tels que les haricots et les lentilles ;

3° S'abstenir complètement de vin pur et de liqueurs, et faire un usage très-modéré de café et de thé ;

4° Se tenir le ventre libre ; dormir sept heures au plus par jour et éviter l'inaction et une vie sédentaire.

Ce régime s'applique à toutes les formes de gravelle; mais, outre les recommandations hygiéniques que je viens de formuler, je prescris un traitement préventif spécial pour chaque forme de la maladie.

Aux personnes affectées de gravelle urique, je prescris : 1° prendre chaque jour deux grammes de carbonate de chaux pulvérisé ; couper le vin aux repas, tantôt avec de l'eau de Vichy (source des Célestins ou grande Grille), tantôt avec de l'eau de Contréxeville, tantôt encore avec de l'eau de Vals.

Contre la gravelle phosphatique, je conseille avec succès les eaux de Contrexeville, d'Évians et de Vittel, les boissons légèrement acidules, telles que la citronnade et l'eau de Seltz, en grande quantité ; souvent même, je fais ajouter à la citronnade deux gouttes d'acide chlorhydrique par litre. ·La gravelle phosphatique n'est pas une contre indication à un régime animalisé ; je permets, au contraire, dans cette variété de la gravelle, de faire usage de viandes noires, de vieux vins de Bordeaux et même de café à l'eau pris avec mesure. Les légumes frais herbacés sont pris en quantité très-modérée et j'ai obtenu de bons résultats de l'emploi du tolu, du goudron et autres balsamiques.

Quand il s'agit d'une gravelle oxalique, j'interdis absolument l'usage de l'oseille au malade, je le soumets en même temps à un régime presque exclusivement végétal et aux eaux de Vichy, Contrexeville et autres préparations alcalines.

Un bon conseil pour terminer ce qui a trait à

la gravelle : souvent trompés par l'absence des douleurs et, par suite, se croyant guéris, les malades ne sont que trop portés à négliger les précautions hygiéniques dont ils ne doivent jamais se départir. C'est de leur part une véritable imprudence et la plupart de ceux qui se croient ainsi autorisés à transgresser les lois de l'hygiène s'exposent à de nouvelles crises et regrettent, mais trop tard, leurs écarts de régime.

PYÉLITE

Lorsque le volume des calculs ne leur permet pas de s'engager de prime-abord dans les uretères, ils séjournent pendant un temps plus ou moins long dans le bassinet ou leur présence donne lieu à une inflammation plus ou moins considérable ; c'est à cette maladie qu'on a donné le nom de pyélite ; quand elle s'accompagne de l'inflammation du rein, ce qui est le cas habituel, on dit qu'il existe une pyélo-néphrite et alors les symptômes, la marche et la terminaison de ces deux inflammations se confondent.

Les symptômes de la pyélite sont ceux de la néphrite aiguë (voyez ce mot) ; de plus, on observe en même temps la présence du sang (*hématurie*) et de mucosités dans l'urine, des frissons, un sentiment d'engourdissement et de tension dans les reins.

Le traitement de la pyélite est le même que celui de la gravelle. Il ne faut pas croire que les calculs une fois engagés dans les uretères passent sans difficulté dans la vessie ; loin de là, il arrive souvent, et surtout quand ces calculs sont de forme irrégulière et présentent des arêtes, qu'ils déchirent la muqueuse des uretères et qu'ils provoquent par suite l'inflammation de ces conduits. Ils donnent lieu alors à des douleurs violentes revenant par accès et s'exaltant sous l'influence des chocs ; parfois aussi ils obstruent complètement le calibre de l'uretère, l'urine ne pouvant plus s'écouler s'accumule au-dessus d'eux, les calculs déjà formés augmentent de volume, d'autres prennent naissance dans le rein et donnent lieu à des abcès de cet organe, abcès qui s'ouvrent parfois spontanément, parfois par l'intervention du chirurgien.

CALCULS DE LA VESSIE OU PIERRE

Lorsque les calculs de la vessie sont d'un trop gros volume pour être expulsés au-dehors par le canal de l'urèthre, ils prennent le nom de *pierres de la vessie.*

Cette maladie plus commune chez l'homme que chez la femme, plus rare chez l'adulte qu'aux autres âges, reconnaît pour causes celles que nous avons déjà indiquées pour la gravelle. On a remarqué que la pierre a de la tendance à se montrer chez les goutteux et les rhumatisants, en raison de leur prédisposition à la gravelle. Or, on sait qu'il suffit qu'un seul gravier séjourne dans la vessie pour qu'il devienne bientôt le noyau d'un calcul, dont le volume ira chaque jour s'augmentant par suite de la superposition successive de nouvelles couches de sédiment. Les malades affectés d'in-flammation chronique de la vessie et de catarrhe de cet organe sont exposés à contracter la pierre, parce que les mucosités et le pus qui se forment dans ces maladies facilitent l'agglomération des particules solides contenues dans l'urine et l'adhé-rence des graviers les uns aux autres.

Les corps étrangers introduits dans la vessie jouent le même rôle que les graviers et deviennent le noyau d'un calcul, surtout quand leur surface est rugueuse. Un malade atteint de rétrécissement de l'urèthre et qui avait coutume de se sonder lui-même, soit qu'il se servît maladroitement de l'instrument, soit que celui-ci fût de mauvaise qualité, se brisa un jour une bougie dans le canal de l'urèthre. Le malade alla aussitôt consulter un médecin du pays dont les efforts pour retirer le fragment de bougie n'eurent pour résultat que de le faire pénétrer complètement dans cet organe. Comme il n'en souffrit pas sensiblement, tout d'abord il ne s'en émut pas autrement, son médecin ayant assuré qu'il n'en résulterait rien de fâcheux. Mais bientôt une inflammation légère de la vessie se déclara avec un peu de catarrhe, et après des alternatives de guérison et de rechutes, le malade, ne pouvant endurer plus longtemps ses souffrances, se décida à venir me consulter. Je constatais sans peine l'existence d'une pierre et, après l'opération qui eut lieu quelques jours après, je trouvais au centre du calcul qui avait le volume d'un petit œuf de poule le fragment de bougie qui en formait le noyau. J'ai observé depuis, le même fait chez un négociant de Francfort qui avait jugé à propos, dans le but de se procurer des jouissances inaccoutumées, d'introduire dans son urèthre, une plume de perdreau qui, poussée tout à coup par ses barbillons, avait échappé des mains de l'imprudent masturbateur et avait pénétré dans sa vessie. Des faits semblables ont été occasionnés par l'introduction dans la vessie de beaucoup d'autres corps étrangers, tels que crayons, graines, cheveux, aiguilles, etc., etc.

J'ai déjà dit que le volume, le nombre et la composition chimique des calculs sont variables (voyez : *gravelle*); mais, il importe ici de bien faire connaître les symptômes auxquels on peut reconnaître leur présence dans la vessie, symptômes qui varient d'ailleurs suivant qu'ils sont adhérents ou mobiles et selon le siége qu'ils occupent. En décrivant la vessie dans la partie anatomique de cet ouvrage, j'ai parlé des vessies à colonne et des vessies à cellules, et dans ces anomalies de l'organe, il peut se faire que la pierre se trouve enchatonnée, c'est-à-dire adhérente, et ne donne lieu à d'autres symptômes qu'à un peu de gêne et de pesanteur dans la région. Mais quand les calculs sont mobiles, les signes que l'on observe le plus fréquemment sont les suivants :

Douleurs s'irradiant sur tous les points de l'appareil génital et très-vives vers le gland et au niveau du col de la vessie, surtout quand le malade urine; retraction des testicules et de la peau qui les recouvre; jet de l'urine souvent gêné et parfois arrêté brusquement par le calcul qui vient fermer l'orifice interne de l'urèthre, envies d'uriner plus fréquentes que dans l'état normal; douleurs plus violentes quand le malade est en voiture ou quand il marche sans précautions; impossibilité ou difficulté plus grande d'uriner quand le malade se tient debout; urines chargées de sang, de mucosités ou de pus; érections fréquentes et pénibles.

Ajoutez à ces signes la tristesse que leur état inspire aux malades et vous aurez le tableau complet de cet effrayant cortége de symptômes auxquels donnent lieu la présence d'une ou de plusieurs pierres dans la vessie. Cependant, comme la plupart de ces signes peuvent être dus à d'autres affections, ce n'est que par le toucher rectal ou par l'exploration de la vessie au moyen d'une sonde métallique que l'on peut affirmer sans crainte d'erreur qu'il existe une pierre. Cet instrument permet dans la majorité des cas de déterminer aussi les dimensions, la consistance, la mobilité et l'état de la surface du calcul.

La pierre est une maladie grave et tôt ou tard le malade est obligé de se soumettre à l'opération, qu'il faut toujours faire pratiquer le plutôt possible de manière à n'avoir qu'un calcul peu développé. Néanmoins, dans le cas ou l'opération est impossible, soit parce que le malade refuse de la façon la plus absolue de s'exposer aux dangers dont elle n'est pas exempt, soit pour tout autre motif, j'ai recours à une médication que le défaut d'espace ne me permet pas d'exposer ici et qui permet aux malades de vivre assez tranquillement et de s'habituer peu à peu à supporter une existence dont le fardeau serait impossible à soutenir sans les précautions dont j'ai l'habitude de les entourer.

Quant à la médication par les lithotritiques (1), hâtons-nous de dire qu'elle n'a aucune efficacité

---

(1) Substances diverses qui, d'après ceux qui les préconisent, ont la propriété de disjoindre les calculs.

et que l'action dissolvante des substances qui ont été employées contre la pierre est complètement illusoire.

Le traitement préventif de la pierre est le même que celui de la gravelle (voyez ce mot); quant au traitement curatif, il peut être obtenu par deux opérations différentes : la *taille* et la *lithotritie*. La taille consiste à pratiquer une ouverture à la vessie pour aller chercher le calcul ; lorsqu'on pratique cette opération au-dessus du pubis, c'est la *taille hypogastrique*. Dans la *taille recto-vesicale* on pénètre dans la vessie à travers le rectum; enfin, pour la *taille perinéale,* c'est la région du périnée que l'on choisit pour faire l'ouverture.

La lithotritie qui est d'invention moderne, consiste à broyer les calculs au moyen d'instruments spéciaux, de manière à leur permettre de sortir ensuite par le canal de l'urèthre. Les instruments lithotriteurs que j'emploie le plus souvent sont : *le brise-pierres à cuiller, le brise-pierres à dents et le brise-pierres fenêtré.* J'introduis doucement l'instrument dans la vessie, par le canal de l'urèthre et lorsque je suis arrivé au contact de la pierre, j'écarte doucement les branches du brise-pierres, je les rapproche avec précaution et, lorsque je suis sûr que le calcul est bien saisi entre les mors de l'instrument, je fais jouer le mécanisme lentement et avec méthode

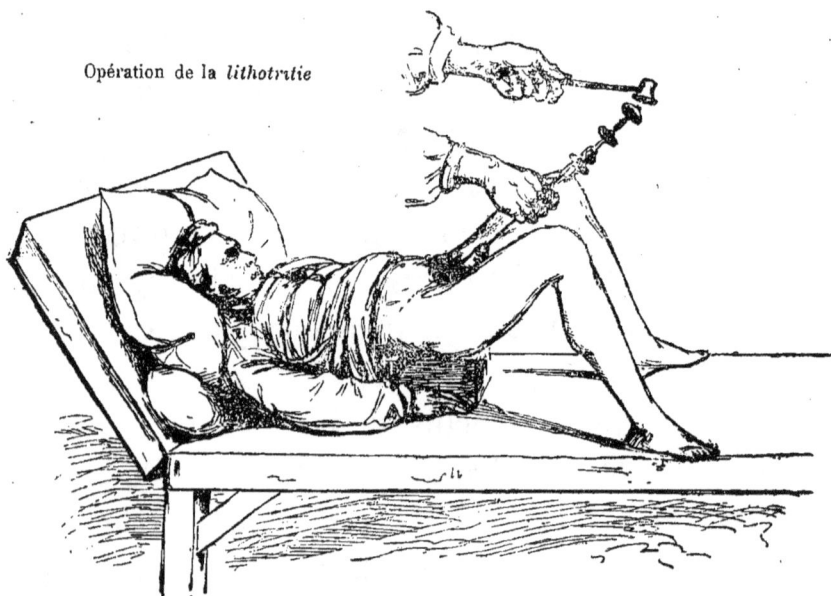

Opération de la *lithotritie*

jusqu'à ce qu'un bruit particulier et bien caractéristique vienne m'annoncer que la pierre est
broyée. L'opération se fait toujours en plusieurs

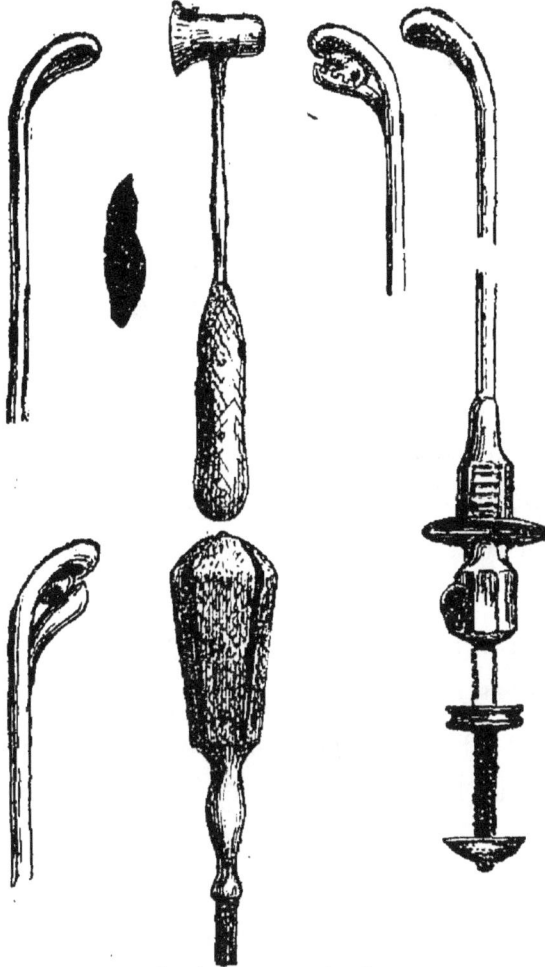

Instruments employés dans l'opération de *la lithotritie*

séances de courte durée, de manière à ne point
fatiguer les malades et pour éviter les accidents
graves, comme on en observe trop souvent du côté
de la vessie et des reins. J'ai quelquefois aussi

recours à la *lithotritie périnéale*, méthode qui consiste à faire au périnée une boutonnière et à pénétrer dans la vessie après avoir pratiqué la dilatation du col.

CALCULS DE L'URÈTHRE

C'est dans la portion membraneuse du canal qu'on les rencontre le plus souvent; venus presque toujours de la vessie et arrêtés dans leur trajet soit par un rétrécissement, soit par une anfractuosité, ils augmentent sans cesse de volume par l'addition de nouvelles couches déposées par l'urine. Ils sont de forme et de volume variables et, si dans certains cas ils ne causent aucune gêne, dans d'autres ils constituent un véritable obstacle à l'écoulement de l'urine et peuvent déterminer une infiltration urineuse ou une fistule urinaire. On constate aisément leur présence au moyen d'une sonde métallique ou en explorant le canal par le toucher externe. Le seul traitement des calculs de l'urèthre est l'extraction; il existe plusieurs procédés, mais j'ai donné la préférence à la lithotritie uréthrale qui consiste à broyer le calcul de manière que ses fragments soient ensuite expulsés facilement.

INFLAMMATION DE LA VESSIE OU CYSTITE

La cystite est l'inflammation de la membrane muqueuse qui tapisse intérieurement la vessie;

elle reconnaît pour causes la rétention d'urine, la présence d'une pierre, le séjour d'une sonde dans l'urèthre et les autres opérations pratiquées sur cet organe, les hémorrhoïdes, la chaudepisse et autres inflammations de l'urèthre, etc., etc. Elle peut en outre être occasionnée par une prédisposition au rhumatisme et par l'absorption à la surface de la peau ou intérieurement des cantharides (*cystite cantharidienne*). Je l'ai observée dans plusieurs cas à la suite du coït trop souvent répété.

La cystite se manifeste par les symptômes suivants: fièvre plus ou moins vive; manque d'appétit; vomissements; constipation; peau chaude; insomnie; agitation et parfois délire. Comme symptômes locaux on observe: sensibilité plus ou moins marquée du côté du bas-ventre; besoins d'uriner très-douloureux, se renouvelant fréquemment et donnant issue à quelques gouttes d'une urine plus ou moins colorée contenant souvent du mucus et même du pus; démangeaisons très douloureuses et ténesme du côté de l'anus; le méat urinaire est aussi le siége d'un prurit très pénible.

On combat cette maladie par les grands bains émollients prolongés et renouvelés deux fois par jour, par des bains de siége, quelquefois aussi il faut avoir recours à la saignée et aux sangsues.

De plus, on maintient des cataplasmes émollients arrosés de laudanum sur le bas-ventre. Quand les douleurs sont extrêmement vives, je prescris un quart de lavement émollient additionné de huit à dix gouttes de laudanum de Sydenham, et il est rare que ce moyen facile à appliquer n'amène pas un soulagement rapide. Enfin, si la cystite se complique de rétention d'urine, ce qui la rend beaucoup plus grave, il faut sonder le malade de temps à autre. Tant que l'amélioration ne se fait pas sentir, il est utile de soumettre les malades à la diète et de ne leur donner comme boisson que des tisanes émollientes ou de l'eau de Vichy. Si on a affaire à une cystite cantharidienne provoquée par l'absorption par les organes du tube digestif, il faut faire vomir le malade puis, lui faire boire de l'eau dans laquelle on aura battu des blancs d'œufs; pour le reste, le traitement est le même que celui de la cystite ordinaire.

CATARRHE DE LA VESSIE OU CYSTITE CHRONIQUE

C'est la cystite aiguë compliquée d'une sécrétion très-abondante de mucosités épaisses et de pus. Elle reconnaît à peu près les mêmes causes que la maladie que nous venons de décrire et à laquelle elle succède souvent; les maladies de la prostate, la vieillesse, une vie sédentaire paraissent exercer aussi une certaine influence sur son développe-

ment. On l'a vue encore apparaître après la
suppression d'un vésicatoire ou d'un cautère et
se manifester après la guérison d'une dartre. Je
soigne depuis fort longtemps un grand industriel
de Paris qui est affecté d'un eczéma à la jambe;
quand l'eczéma disparaît, le catarrhe de la vessie
se manifeste aussitôt et réciproquement et jusqu'ici mes efforts, joints à ceux de mes confrères
les plus instruits, n'ont pu amener la guérison de
ces deux affections. Mes observations particulières
m'ont encore permis de constater que les préoccupations et les travaux de l'esprit, une alimentation trop substantielle, l'usage excessif des
boissons alcooliques, l'humidité du climat et de
l'habitation prédisposent à cette maladie qui est
commune chez les hommes.

Il est rare que le catarrhe de la vessie se manifeste par des symptômes généraux très-marqués;
comme symptômes locaux on observe du coté de
la vessie une douleur qui s'irradie du côté du
périnée et du gland; les dernières contractions
de la vessie sont pénibles et les envies d'uriner
reviennent souvent et donnent lieu à l'expulsion
d'un liquide dont l'examen met bientôt sur la voie
du diagnostic. L'urine peut être sanguinolente et
exhaler une odeur d'ammoniaque extrêmement
désagréable; le plus souvent, elle est louche à
cause des flocons de mucus ou de pus qu'elle tient

en suspension. Si on laisse cette urine dans le vase, elle ne tarde pas à se précipiter au fond sous forme d'un dépôt plus ou moins abondant, d'un blanc sale, qui ne tarde pas à exhaler une odeur fétide, puis au bout de vingt à trente heures des gaz se dégagent en quantité variable. Habituellement, l'urine n'est expulsée que par petites quantités; il arrive parfois qu'un flocon volumineux de mucosités épaisses vienne fermer l'orifice interne de l'urèthre et l'obstrue complètement, puis poussé par les contractions de la vessie, il se trouve expulsé brusquement et le malade urine abondamment. Les dépôts de mucosités plus légers que les dépôts de pus se rassemblent au fond du vase sous la forme d'un nuage épais mais, quand la maladie est plus ancienne, elle revêt un caractère de gravité plus accentué, il se forme alors des dépôts de pus dont on reconnaît la nature à leur couleur d'un jaune plus foncé et à l'absence plus complète de transparence.

Il suffit d'exposer ces symptômes pour que l'on comprenne combien il est important de remédier le plus vite possible à cette maladie; s'ils négligent de se soigner, les malades s'exposent à la gangrène et aux perforations de la vessie, complication de la plus haute gravité, ou bien ils tombent dans le marasme et la mort vient mettre fin aux souffrances qu'ils endurent. Au contraire, le catarrhe de la vessie, quand il ne date que d'un temp assez court, guérit assez rapidement si le traitement est confié à des mains expérimentées. Voici les prescriptions que je formule habituellement :

1° Pour tisane, décoction de bourgeons de sapin du Nord édulcorée avec du sirop d'eucalyptus globulus; eau de goudron aux repas;

2° Prendre cinq à dix pilules de térébenthine cuite à la dose de dix centigrammes par pilule;

3° Si les besoins d'uriner sont fréquents et douloureux, deux injections par jour dans la vessie avec de l'eau tiède ou chaude;

Quand le catarrhe est peu abondant mais accompagné de douleurs, je conseille d'injecter tous les deux jours dans la vessie la solution suivante :

R Eau distillée.......... 100 grammes
   Iodure de potassium... 40 centigram.
   Teinture d'iode........ 5 gouttes.
   Extrait de Belladone ... 30 centigram.

Lorsque l'urine est chargée de· pus et exhale une odeur fétide, je prescris une injection tous les matins avec la solution suivante :

R Eau distillée.... .... 100 grammes
   Acide phénique.. 1   —
   Alcool . ... 5 gouttes.

J'emploie aussi avec succès, mais aussi avec circonspection, la solution suivante :

℞ Azotate d'argent cristallisé. 25 centig.
Eau distillée............. 100 grammes

Cette injection intra-vesicale doit être renouvelée tous les deux ou trois jours seulement.

Enfin, lorsque le malade est goutteux ou rhumatisant, j'injecte tout simplement dans la vessie de l'eau de Vichy ou de Contrexeville. Les irrigations d'eau tiède à l'aide d'une sonde à double courant, renouvelées assez fréquemment, m'ont donné dans beaucoup de ces cas rebelles des résultats véritablement inespérés.

Ces moyens curatifs n'agiront efficacement qu'à la condition que les malades se soumettront entièrement aux règles hygiéniques que je formule ainsi :

1º Alimentation peu animalisée; s'abstenir de condiments trop épicés, de légumes ou de fruits acides; boire aux repas du vin vieux de Bordeaux coupé avec de l'eau de goudron;

2º Exercice modéré chaque jour au grand air et au soleil; vêtement complet en flanelle;

3º Habiter un endroit sec et bien exposé au midi; éviter de la façon la plus absolue l'air froid ou humide;

4º Se présenter au vase toutes les fois et aussitôt que le besoin se fait sentir; uriner debout et sans faire des efforts; se sonder deux fois par jour, quand la vessie ne se vide pas complètement d'elle-même;

5° Tenir le ventre libre au moyen de lavements émollients renouvelés tous les jours.

NÉVRALGIE DE LA VESSIE

La névralgie de la vessie est une affection très-douloureuse qui a son siége au col de l'organe et dans l'orifice interne du canal de l'uréthre; elle complique souvent les autres maladies de la vessie; d'autre fois, elle est idiopathique, elle apparaît dans ce dernier cas à la suite d'un refroidissement général ou local, ou sans cause appréciable comme beaucoup d'autres névralgies essentielles. On l'observe souvent chez les masturbateurs, chez les jeunes gens qui font abus du coït; la tristesse, les émotions violentes, la vie sédentaire, les hémorrhoïdes, une alimentation trop substantielle et l'abus des liqueurs alcooliques provoquent aussi son développement. Enfin, la névralgie de la vessie pouvant être liée à un vice du sang et à des affections du voisinage tels que le cancer, les hémorrhoïdes, les maladies de la prostate, etc., etc. les sujets qui en sont atteints devront toujours se soumettre à l'examen d'un médecin expérimenté s'ils veulent obtenir une guérison complète et éviter des complications fâcheuses. Elle est plus fréquente chez lès adultes que chez les enfants et les vieillards.

La névralgie de la vessie se manifeste par les symptômes suivants : douleurs aiguës et lancinantes tantôt continues, le plus souvent caractérisées par des accès et des exacerbations siégeant à l'anus dont le sphincter se contracte et s'entrouvre tout à coup et s'irradiant à la vessie ; envies fréquentes d'uriner ; parfois arrêt brusque du jet comme s'il existait une pierre vésicale, urines limpides et claires et très rarement troubles et sanguinolentes ; douleurs de la prostate ; exaspération de la douleur quand on sonde le malade. En même temps, la santé générale s'altère profondément, il semble que cette maladie retentisse sur tout l'organisme ; l'appétit disparaît en même temps que le sommeil, le malade tombe dans la tristesse et l'abattement, recherche la solitude et se voit poursuivi par des projets de suicide qu'il met quelquefois à exécution.

On le voit, cet état morbide réclame l'intervention d'un traitement énergique et bien dirigé. J'ai recours à la médication suivante :

1º Sonder le malade deux fois par jour avec une bougie enduite de l'une des pommades suivantes :

ʀ Extrait de belladone	4 gr.	ʀ Iodoforme	8 gr.
Axonge fraîche	30 —	Axonge fraîche	30 —

Je laisse la bougie en place pendant cinq minutes;

2° Tous les jours une injection tiède dans la vessie avec un verre de décoction de têtes de pavot additionnée de huit gouttes de laudanum de Sydenham;

3° Injection tous les trois jours dans la vessie avec la mixture suivante :

℞ Iodoforme pulvérisé..........	2 gr. 50
Gomme arabique en poudre...	10 —
Eau distillée	120 —

agiter fortement avant de s'en servir.

4° Tous les deux jours un bain de siége tiède de vingt minutes de durée, tantôt dans l'eau de son ou de guimauve, tantôt dans une décoction de feuilles de jusquiame;

5° Matin et soir un quart de lavement additionné de cinq ou six gouttes de laudanum de Sydenham.

Il est rare que la maladie résiste à ces moyens si le traitement a été bien dirigé, l'usage répété de la bougie finit par ne causer aucune douleur et suffit dans certains cas à procurer une guérison durable. Lorsque les douleurs sont notablement calmées, je soumets les malades à un régime tonique et fortifiant et je leur prescris les douches froides, les bains sulfureux et l'exercice

modéré. Mais, dans les cas rebelles, il faut faire
la cautérisation du col de la vessie au moyen de
l'azotate d'argent.

RÉTENTION D'URINE

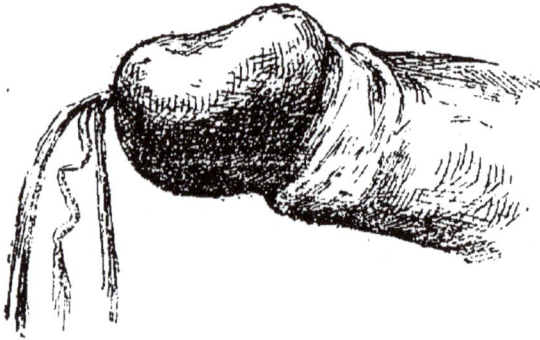

Rétrécissement de l'urèthre

La rétention d'urine est l'impossibilité dans
laquelle se trouve un malade d'expulser au dehors
l'urine contenue dans sa vessie. Elle est moins
une maladie que le symptôme d'une autre affection des voies urinaires, ainsi on l'observe comme
complication dans les tumeurs de la vessie, dans
le gonflement inflammatoire du col vesical et des
tissus qui entourent le canal de l'urèthre, dans la
contracture du col vesical, dans la cystite, dans
les rétrécissements, mais le cas le plus fréquent est celui où elle est due à une paralysie de
la vessie.

Les symptômes de la rétention d'urine sont
variables, en général leur marche est la suivante :

au début, il existe de la paresse pour uriner, les besoins se font sentir moins souvent, le jet est moins fort. Cette *dysurie* ou difficulté d'uriner, d'abord intermittente, devient continue et bientôt la rétention est complète ; le malade est alors tourmenté par une envie d'uriner qu'il ne peut satisfaire, les aines, les reins et la verge sont le siège d'une douleur vive et un sentiment de pesanteur du côté du périnée accompagne cette douleur que les mouvements, les efforts, l'inspiration même exaspèrent. Si on explore la région de l'hypogastre, on y constate aisément la présence d'une tumeur qui n'est autre chose que la vessie distendue par le liquide qui la remplit. Si, à ce moment le traitement n'intervient pas, les symptômes s'aggravent, l'urine ne pouvant plus passer des uretères dans la vessie s'y accumule ainsi que dans les calices et les bassinets et la fièvre urineuse se déclare avec l'effrayant cortège de symptômes qui la caractérisent. D'autrefois, la vessie distendue se déchire et le malade succombe à une péritonite suraiguë dont la marche est extrêmement rapide. Il est bon de savoir, toutefois, que lorsque la rétention est liée à la paralysie de la vessie, il arrive un moment ou le malade pisse par regorgement, l'urine s'écoule alors goutte à goutte, c'est une sorte d'incontinence d'urine.

La rétention d'urine, quand on ne prend pas les précautions que je vais indiquer, expose les malades à certaines complications, notamment au catarrhe de la vessie et à la cystite, par suite de l'action irritante et continue du liquide qui séjourne dans le réservoir.

Le traitement auquel j'ai recours consiste dans les moyens suivants : au début, compresses imprégnées d'eau froide à la partie supérieure des cuisses et au bas ventre pour donner de la tonicité à la vessie; frictions sur le bas-ventre avec du baume de fioravanti ; lavements froids.

Si ces moyens échouent j'ai recours au cathé-terisme, c'est-à-dire à l'opération qui consiste à sonder la vessie et que je renouvelle matin et soir. J'indique aux malades, quand cela est nécessaire, la manière de se sonder eux-mêmes.

INCONTINENCE D'URINE

En dehors du cas où, par suite de paralysie de la vessie, il y a incontinence d'urine par suite de l'écoulement de ce liquide qui se trouve expulsé au dehors, goutte par goutte, par regorgement, on observe encore l'incontinence nocturne, com-mune surtout chez les enfants, et l'incontinence par atonie du sphincter de la vessie. Dans le premier cas, j'ai recours au traitement suivant qui m'a presque toujours réussi : je fais prendre chaque semaine aux enfants atteints de cette infirmité deux bains émollients et je prescris pour chaque soir une des pilules suivantes :

℞ Poudre de Belladone...... 20 centigr.
Extrait de Belladone...... 15 —

Mélangez et divisez en 30 pilules.

Pendant la première semaine l'enfant ne prend qu'une pilule; pendant la seconde semaine je porte la dose à deux pilules et ainsi de suite jusqu'à trois ou quatre pilules. Quand le malade est guéri je diminue insensiblement d'une pilule tous les quatre jours pour éviter une rechute. Souvent il est difficile de faire prendre des pilules aux enfants; dans ces cas je les fais dissoudre dans un peu d'eau sucrée ou dans du sirop.

Lorsque l'incontinence d'urine est due à l'atonie du sphincter de la vessie, je conseille les bains de mer, les bains de siége froids, l'immersion brusque dans l'eau froide, les frictions sur le périnée avec le baume de fioravanti et je soumets en même temps les malades à une alimentation très fortifiante.

PROSTATITE

La prostatite est l'inflammation de la glande prostate; elle est aiguë ou chronique.

La prostatite aiguë, qui reconnaît pour causes

les violences extérieures, les rétrécissements, les
affections de l'urèthre, la masturbation et les excès
de coït, se reconnaît aux symptômes suivants :
pesanteur au périnée ; besoins d'uriner fréquents ;
miction pénible ; douleurs s'irradiant vers le rectum et la verge ; envies fréquentes d'aller à la
garde-robe et selles douloureuses ; ténesme de la
vessie. Si on explore le rectum du malade, on
constate la présence d'une saillie volumineuse et
douloureuse au toucher, qui n'est autre chose que
la prostate gonflée par l'inflammation et faisant
saillie dans l'intestin. Le cathétérisme détermine
aussi une douleur vive dans la région prostatique.
Assez souvent ces symptômes s'accompagnent de
fièvre, de soif ardente et le malade appréhende
le moment où il est obligé d'uriner.

La maladie se termine par la résolution dans un
intervalle de huit ou dix jours ; d'autrefois, elle se
termine par la suppuration ou par l'hypertrophie
chronique de cette glande. Pour éviter ces complications fâcheuses, je prescris l'application de
quinze sangsues au périnée, les grands bains
prolongés, les cataplasmes émollients et des
tisanes de graine de lin ou d'orge miellée. On
tient le ventre libre à l'aide de lavements émollients.

Dans la forme chronique les symptômes sont les
mêmes, quoique moins prononcés, mais on observe

de la prostatorhée, c'est-à-dire un écoulement plus ou moins abondant d'un liquide visqueux tantôt transparent, tantôt opalin et verdâtre. La prostatite chronique succède souvent à la prostatite aiguë; d'autres fois elle est liée à un tempérament lymphatique ou à la diathèse rhumatismale. On combat cette affection par des suppositoires au beurre de cacao auxquels on incorpore, soit trois centigrammes d'extrait de belladone, soit cinquante centigrammes de bromure de potassium.

HYPERTROPHIE DE LA PROSTATE

L'hypertrophie ou augmentation du volume de la glande prostate est le triste apanage des vieillards; autant elle est commune chez eux, autant elle est rare chez les adultes. On la reconnaît aux symptômes suivants : besoins fréquents d'uriner, jet de l'urine bifurqué ou en tire-bouchon; défécation suivie d'une sensation de chaleur à l'anus et au col de la vessie; rétention ou incontinence d'urine suivant le siége de l'hypertrophie qui, tantôt partielle, occupe parfois toute la glande; hémorrhoïdes; constipation; matières fécales striées ou aplaties par la glande hypertrophiée. Par le toucher rectal, on constate la présence d'une tumeur dont la forme varie suivant que la maladie a pour siége les lobes latéraux ou moyens de l'organe.

Le traitement de cette maladie consiste à maintenir dans l'anus des suppositoires de beurre de cacao, additionnés de deux centigrammes d'extrait de ciguë et de dix centigrammes d'iodure de potassium ; dans certains cas, il sera nécessaire de sonder les malades.

CHAPITRE II
Maladies de l'appareil génital de l'homme

Balano-posthite ou chaudepisse bâtarde. — De la blennor-
rhagie chez l'homme; — chaudepisse cordée ; — chaudepisse à répétition. — Blennorrhée ou goutte militaire. —
*Traitement curatif de la blennorrhagie aiguë et de la
blennorrhée.* — De l'importance des injections ; — conseils
sur la manière de les administrer. — Des blennorrhées
constitutionnelles. — De l'hypochondrie uréthrale. —
Hygiène des malades atteints d'écoulements. — *Affections
blennorrhagiques du testicule et de l'épididyme;* —
orchite; — *épididymite;* leur traitement. — Symptômes
et *traitement des rétrécissements de l'urèthre;* — dangers
auxquels exposent les rétrécissements. — Opération du cathéterisme.—Des divers instruments employés pour sonder
le canal de l'urèthre ; — de la dilatation graduelle et de
la dilatation forcée ; dilatation permanente ; — de la
cautérisation du canal de l'urèthre. — De l'uréthrotomie.
— Traitement médical des rétrécissements spasmodiques.
— Fistules urinaires. — *Polypes de l'urèthre.* — *Rupture
de la verge.* — *Rupture du frein.* — *Herpès du prépuce.*
— *Végétations ou crétes de coq.* — *De l'hydrocèle.* — *Du
varicocèle.*

BALANO-POSTHITE OU CHAUDEPISSE BATARDE

La *balano-posthite* est l'inflammation de la
membrane muqueuse qui tapisse les surfaces
interne du prépuce et externe du gland. Bornée
au gland, la maladie constitue la *balanite*, elle
est dite *posthite* quand elle n'affecte que le
prépuce.

La cause prédisposante la plus commune de
cette maladie est le *phimosis congénital*, c'est-
à-dire un développement trop considérable du
prépuce qui, recouvrant complètement le gland,

l'empêche de se durcir et d'acquérir cette immunité particulière aux Israélites, qui tous sont circoncis. Cette prédisposition aux écoulements extra-uréthraux est commune à tous les animaux dont la verge est constamment et entièrement cachée dans un fourreau complet ; le chien, entre autres, présente cette conformation typique. La malpropreté habituelle, le séjour prolongé de l'urine entre le gland et le prépuce, chez les vieillards, le coït avec une femme atteinte de blennorrhagie, de fleurs blanches, de cancer ou pendant la période menstruelle, telles sont les causes les plus fréquentes de la balano-posthite. Il convient encore de signaler la présence de petits corps étrangers, les végétations, l'hypersécrétion des follicules sebacés de la rainure balano-préputiale, l'herpès et l'eczema du prépuce, la masturbation et les contusions de ces parties. Quelquefois aussi la balano-posthite est liée à une prédisposition individuelle aux affections dartreuses.

Cette maladie s'annonce par une surexcitation de la sensibilité du pénis, avec démangeaisons, cuisson et chaleur à l'extrémité de l'organe ; en même temps, un écoulement abondant, sous forme de pus crèmeux, suinte constamment et vient se montrer à l'orifice du prépuce. Le gland, **lorsqu'on parvient à le découvrir, est d'un rouge**

vif et parsemé de points blancs, par lesquels
suinte l'humeur purulente ; les érections, et
souvent la miction, sont pénibles et même
douloureuses. Il est bon de savoir que la balano-
posthite ne se présente pas toujours avec le même
degré d'intensité ; ainsi, tantôt elle occupe toute
la surface muqueuse du prépuce et du gland,
tantôt elle est limitée à une portion de ces deux
surfaces. La rougeur et la secrétion, variant
avec l'intensité de l'inflammation, sont caractérisées par une coloration plus ou moins vive et
par un écoulement plus ou moins abondant. Les
érosions de la muqueuse se présentent tantôt
sous forme d'un pointillé à peine perceptible,
tantôt sous forme d'érosions superficielles plus
ou moins étendues, que l'homme de l'art ne peut
confondre avec le chancre. Quand la matière
purulente s'écoule difficilement au dehors, en
raison de l'étroitesse de l'orifice préputial, elle
s'accumule, subit une sorte de décomposition et
exhale une odeur fétide semblable à celle du
poisson pourri ; sa présence cause une douleur
assez vive, surtout au moment de l'érection, et
entretient la maladie.

La marche et la durée de la balano-posthite
dépendent de l'intensité des symptômes et du
traitement qu'on leur oppose ; quatre ou cinq
jours suffisent à sa guérison, quand elle est

combattue par une médication énergique et rationnelle. Mal soignée, elle peut se compliquer d'œdème, de chancre, d'érysipèle, d'abcès, de gangrène, de paraphimosis et de bubons; il est donc nécessaire d'agir énergiquement pour éviter ces accidents douloureux.

La balano-posthite se distingue de la blennorrhagie urèthrale par la douleur, qui dans le premier cas, siége à l'extrémité antérieure de la verge, au lieu d'occuper presque toute l'étendue du canal de l'urèthre, comme dans la blennorrhagie; de plus, dans le cas de balano-posthite, les douleurs qui accompagnent l'émission de l'urine sont bornées au gland et le pus est plus épais et d'un aspect plus crèmeux que celui de la chaudepisse.

La balano-posthite est-elle de nature blennorrhagique? Ce n'est pas ici le lieu de discuter toutes les théories qui ont été émises sur ce sujet; pour nous, il nous semble parfaitement évident que l'inflammation de la muqueuse balano-préputiale est absolument simple. En effet, on sait avec quelle facilité se propage l'infection blennorrhagique; or, dans le cas de blennorrhagie urèthrale, il est excessivement rare, toutes proportions gardées, de voir la balano-posthite comme complication; d'autre part, il est commun, et les nombreuses observations que j'ai pu recueillir ne font que me confirmer dans cette opinion, il est commun, dis-je, de voir des individus atteints pendant des semaines et des mois, de balano-posthite aiguë et sur-aiguë, sans que, pour cela, la maladie se propage au canal urèthral, dont l'orifice externe est pourtant constamment baigné par la sécrétion purulente. Il me semble que devant des faits aussi concluants, toute théorie tendant à démontrer que la balano-posthite est de nature blennorrhagique, est impossible à soutenir.

Le traitement de cette maladie est des plus simples : les soins de propreté, les lotions avec un liquide astringent et l'interposition, entre les muqueuses, d'un peu de charpie fine, suffisent la plupart du temps, pour amener la guérison. Mais, quand il existe un phimosis, comme il est plus difficile de recourir aux soins de propreté, je prescris trois injections chaque jour, entre le gland et le prépuce, avec la solution suivante :

R Azotate d'argent cristallisé . . . . 8 grammes
Hydrolat de roses . . . . 150 »
d. s. a — Mettez dans un flacon noir

et il est rare que la guérison complète se fasse attendre plus de quatre jours. J'engage de plus les malades à se faire opérer de leur *phimosis* (voyez : *Circoncision*).

Les complications de la balano-posthite exigent

aussi un traitement approprié : ainsi, dans les cas
d'œdème inflammatoire, d'érysipèle et d'inflammation phlegmoneuse de l'organe, j'ai recours au
repos et aux applications émollientes locales. Dans
ce but, je prescris des linges fins constamment
imprégnés d'eau de sureau, d'eau blanche, ou de
décoction de racine de guimauve, et dans lesquels
la verge, maintenue dans une position relevée, est
constamment enveloppée ; en même temps, j'or-
donne des purgatifs et des bains de siége. Lorsque
la gangrène se déclare, il est absolument nécessaire que le chirurgien intervienne et lutte contre
l'affection par les moyens généralement mis en
usage et que le malade ne peut employer lui-même.

DE LA BLENNORRHAGIE CHEZ L'HOMME

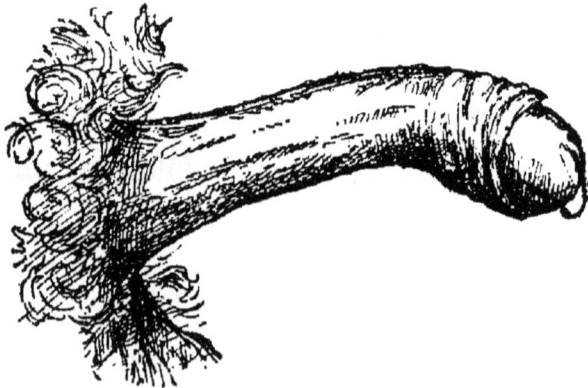

Blennorrhagie ; Erection cordée.

La *blennorrhagie,* aussi appelée *gonorrhée,*
chaudepisse, chaudelance, arsure, échauffe-
ment, etc., est l'inflammation de la membrane
muqueuse qui tapisse le canal de l'urèthre.

Cette maladie est des plus anciennes, et, déjà à l'époque de Moïse, on faisait certaines recommandations spéciales aux sujets atteints de cette maladie. Elle peut siéger sur divers points de l'organisme, mais il n'est question ici que de la *blennorrhagie urèthrale.*

Les causes de cette maladie sont : les excès de coït accompagnés d'excès alcooliques et de veilles prolongées, les excès vénériens (1), l'usage immodéré de certaines boissons, notamment les vins blancs et la bière, les érections prolongées, la masturbation, le séjour d'une sonde dans l'urèthre, les efforts pour rompre la membrane hymen, certaines injections et, en un mot, tout ce qui peut exercer sur la muqueuse de l'urèthre une action irritante. Mais, de toutes les causes, la plus fréquente est la contagion, c'est-à-dire le coït avec une femme atteinte de blennorrhagie. Il est vrai que les femmes donnent souvent la chaudepisse sans l'avoir elles-mêmes. A ce propos, M. Langlebert a dit : « *On répète souvent que la plus jolie fille du monde ne peut donner que ce qu'elle a. Ce proverbe est faux et cache*

---

(1) « Comme il advient à plusieurs excessifs et immodérés en la compagnie de leur femme bien nette, lesquels par leur intempérance et trop fréquent et violent coït, sont causes qu'il se fait une inflammation esdictes parties. » *Thierry de Héry; Méthode curatoire de la maladie vénérienne; 1552.*

un piége. Beaucoup d'hommes prennent la blennorrhagie auprès de femmes qui ne l'ont pas. » Mes observations particulières me permettent de reconnaître la justesse de cet aphorisme. Souvent l'homme contracte la chaudepisse dans les rapports sexuels avec une femme atteinte de fleurs blanches (*leucorrhée*) ou de catarrhe de la matrice. Le coït pratiqué pendant les règles ou quand l'écoulement qui a lieu chez la femme après l'accouchement (*lochies*) n'est pas encore supprimé, peut devenir aussi une cause de blennorrhagie ; on peut dire en général que, à défaut de soins de propreté, toutes les sécrétions normales ou autres, qui ont pour siége les organes sexuels de la femme, peuvent prendre une acreté assez marquée pour donner lieu à une chaudepisse. Il est encore une autre cause que je ne veux pas passer sous silence : l'évolution des dents donne souvent lieu chez les enfants et, surtout chez les petites filles, à un écoulement semblable à celui de la blennorrhagie, et qu'il ne faut pas rattacher à une autre cause sans un examen préalable et attentif.

Le tempérament lymphatique, le froid et l'humidité du climat, la goutte, le rhumatisme, le vice dartreux, et la scrofule, prédisposent à contracter la blennorrhagie.

Entre le moment ou la contagion s'est opérée,

et les premiers symptômes, il s'écoule en moyenne quatre ou cinq jours, quelquefois aussi, mais rarement, plusieurs semaines. Ce sont d'abord des picotements dans le canal; puis, une cuisson et une douleur vive se font sentir, surtout.quand le malade urine, les lèvres du méat urinaire se gonflent, rougissent et se trouvent accolées l'une à l'autre par l'écoulement qui d'abord, liquide, devient plus épais et plus abondant, de couleur jaune verdâtre et tachant le linge qui se trouve en quelque sorte empesé. Le gland se gonfle et devient rouge, les érections sont fréquentes et douloureuses ; puis, peu à peu, la maladie qui était primitivement limitée à l'orifice du canal, se propage à toute son étendue. L'inflammation atteint alors son paroxysme, les douleurs sont atroces et se propagent dans la région du périnée, aux aines et aux testicules; l'urine est plus rare, son émission, moins fréquente, est extrêmement pénible, les malades disent alors qu'ils *pissent des sabres* ou des *lames de rasoirs*. Le gonflement de la muqueuse diminuant le calibre de l'urèthre, le jet de l'urine devient filiforme, en *vrille* ou en *tire-bouchon*. Il arrive assez fréquemment que sous l'influence de l'inflammation, l'urèthre perdant son élasticité ne peut plus suivre les corps caverneux dans leur dilatation et force la verge à se courber en forme d'arc à concavité inférieure ; c'est cette complication que l'on désigne vulgairement par la dénomination de *chaudepisse cordée*, et contre laquelle quelques malades imprudents emploient un moyen qui consiste à placer la verge sur une surface plane et résistante, et à la frapper d'un coup de poing vigoureux. Je ne saurais trop blâmer cette pratique brutale qui, à la vérité, donne quelquefois lieu à un soulagement rapide, mais qui aussi expose les malades à des hémorrhagies parfois très-difficiles à arrêter, à des déchirements, à des abcès et même à la gangrène. Tels sont les symptômes de la blennorrhagie, symptômes dont la violence varie avec l'intensité de l'inflammation. Nous verrons plus loin quelles sont les complications auxquelles peut donner lieu cette maladie dont la marche est intéressante à étudier. C'est après une durée de quinze jours environ que les symptômes s'amendent, la blennorrhagie entre dans la période de déclin ; les douleurs diminuent, les érections sont moins pénibles, quelquefois même agréables, l'écoulement diminue et prend une teinte et une consistance moins prononcées. Dans d'autres cas, la blennorrhagie affecte une allure toute différente ; après avoir suivi la marche que je viens d'indiquer, on voit tout à coup les symptômes sur-aigus se manifester alors qu'on pouvait considérer la guérison comme prochaine et même comme définitivement obtenue. Ce sont ces *blennorrhagies intermittentes*, si difficiles à guérir quand les malades se permettent le moindre écart de régime, que l'on désigne par le nom de *chaudepisses à répétition*.

Assez souvent, à la période de déclin, la blennorrhagie, quand elle n'a pas été traitée sagement et avec méthode, passe à l'état chronique et prend les noms de *blennorrhée*, *goutte militaire*, *urèthrite chronique* ou *suintement habituel*.

La blennorrhée est caractérisée, tantôt par une humidité constante du canal de l'urèthre, tantôt par la secrétion intermittente d'une goutte visqueuse d'un jaune épais, que l'on fait sortir le matin, du canal, en comprimant la verge et qu'on observe rarement pendant le jour. Dans la première forme, le canal est constamment humide, dans la seconde, il est le plus souvent sec, et, si l'on explore l'urèthre au moyen d'une sonde, la douleur que le malade éprouve à un certain moment, indique qu'il existe un point enflammé sur la muqueuse, ou un rétrécissement.

Comme il est question, à la fin de cet ouvrage, de l'*Hygiène de la génération*, nous nous bornerons à indiquer ici le traitement curatif de la blennorrhagie, sans nous occuper des moyens propres à l'éviter et qui sont exposés plus loin (voyez la quatrième partie).

TRAITEMENT CURATIF DE LA BLENNORRHAGIE
AIGUE ET DE LA BLENNORRHÉE

Lorsqu'un malade est affecté de blennorrhagie, il doit, s'il veut guérir rapidement, et éviter les fâcheuses complications auxquelles peut donner lieu cette maladie, se faire traiter sans perdre un instant. Il serait trop long d'énumérer ici la liste, aussi longue que fastidieuse, des divers médicaments qui ont été jusqu'à ce jour employés pour combattre la maladie qui nous occupe, je me bornerai à exposer la méthode de traitement à laquelle j'ai accordé la préférence après de nombreuses expériences et des observations longtemps et attentivement méditées.

Lorsque les symptômes présentent une grande acuité, je formule le traitement suivant :

1° *Porter un suspensoir ;*

2° *Tous les jours un grand bain d'eau de son dans lequel le malade séjournera une heure ;*

3° *Pour tisane, décoction de chiendent ou de réglisse en grande quantité ; régime doux, s'abstenir d'aliments échauffants, de vin pur, de spiritueux, de bière, de café et de thé ;*

4° *Éviter les rapports sexuels, la fatigue et même la marche autant que possible ;*

5° *Éviter de porter à ses yeux les doigts* **souillés d'écoulement uréthral, de peur de**

contracter une ophthalmie blennorrhagique,
*l'une des maladies les plus terribles qui puissent
affecter la vue.*

Je ne saurais trop blâmer ceux qui ont recours
à cette méthode dite *abortive,* et qui consiste à
injecter dans l'urèthre une solution très-caustique
d'azotate d'argent pour *tuer*, comme ils disent,
le mal sur place. J'ai vu, il est vrai, ces injections faire avorter la blennorrhagie quand elles
avaient été pratiquées au début, mais pour un
succès, que d'échecs aussi j'ai constatés ! La
plupart du temps ces injections ne sont pas
seulement inutiles, elles sont aussi dangereuses,
et pour ma part, les cas nombreux de rétrécissements que j'ai pu observer sont dûs, je dois le
dire, à l'usage de ce moyen violent. Ajoutez à
cela la douleur vive qu'il provoque, le gonflement si pénible de la verge, les hémorrhagies
abondantes et l'impossibilité d'uriner qui en
résultent, et vous aurez une idée à peu près complète des accidents qui ne suivent que trop souvent les injections abortives.

Lorsque le malade a suivi pendant quatre ou cinq
jours le traitement que je viens d'indiquer, pour
combattre l'état aigu de la blennorrhagie, les symptômes douloureux diminuent d'intensité et la maladie est arrivée à l'"*état subaigu ;* je prescris alors :

1° *Cesser les bains et la tisane et observer*

toutes les recommandations hygiéniques con-
tenues dans ma première prescription ;

2° *Prendre au commencement de chaque*
repas, de cinq à huit des pilules suivantes :

R Cubèbe fraichement pulvérisé . . .   100 grammes
Magnésie   4   »
Gomme arabique. } à à   Quantité suffisante
Sirop de Kina. . }
            divisez en 100 pilules

3° *Prendre trois fois par jour une injection*
avec la mixture suivante :

R Sulfate de zinc . . . .   3 grammes
Gomme arabique pulvérisée. . . .   10   »
Amidon pulvérisé   15   »
Teinture d'opium   3   »
Hydrolat de laurier cerise.   40   »
Eau distillée   250   »
        Mélanger et agiter avant de s'en servir.

Ou la solution suivante :

R Sulfate de zinc }
    d°   fer   } à à à   1 gramme
    d°   cuivre }
Eau distillée de copahu   300   »
    d°   de laurier cerise . . .   40   »
Gomme arabique pulvérisée. . . .   10   »
Teinture d'opium   4   »
        Mélangez :
        Faire trois injections chaque jour.

Dans la formule que j'ai indiquée pour les
pilules, je remplace la magnésie par une quantité
égale de sulfate d'alumine, quand le malade a
de la diarrhée.

Il va sans dire que cette formule, comme celles

des injections, peut être modifiée selon les cas, et qu'on peut diminuer ou augmenter la dose des médicaments, selon l'intensité des symptômes.

Contre la chaudepisse cordée et les érections douloureuses, j'ai recours aux moyens suivants :

1° *Grands bains de son ou d'eau de guimauve tous les jours ;*

2° *Matin et soir, un quart de lavement, auquel on ajoutera l'émulsion suivante :*

R Camphre . . . . 2 grammes
Jaune d'œuf . . . . . . n° 1

3° *Trois fois par jour, faire une friction sur le périnée avec la pommade suivante :*

R Extrait de belladone. . . . . 4 grammes
Camphre . . . . 3 »
Axonge balsamique . . . . . 30 »

Si, malgré ces préparations, les érections douloureuses ne disparaissent pas entièrement, je fais prendre le matin et le soir, une cuillerée à bouche du sirop suivant :

R Bromure de potassium . . . . 15 grammes
Sirop d'écorces d'oranges amères 350 »

Je vais donner, à l'occasion du traitement de la blennorrhée, les conseils et les médications complémentaires qui sont applicables à la cure de ces deux maladies.

La blennorrhée ou goutte militaire se montre parfois rebelle à tous les modes de traitement jusqu'ici mis en usage pour la combattre, et fait souvent le désespoir des malades et des médecins. Frappé comme tant d'autres praticiens de l'impuissance de la médication, mais convaincu que la science n'avait pas dit son dernier mot, je recherchai pendant longtemps les causes de cette incurabilité et le succès est venu couronner mes efforts. *C'est pour n'avoir pas étudié suffisamment le siége de la blennorrhée que les médecins, même les plus éclairés, se sont vus obligés d'avouer leur impuissance.*

C'est vers l'extrémité du canal uréthral, principalement au niveau de la région prostatique, que se limite, que se retranche en quelque sorte, cette inflammation chronique, qui donne lieu pendant des mois, souvent même pendant des années, à un suintement continuel. Chaque matin, au réveil, une petite gouttelette blanchâtre apparaît entre les lèvres du méat urinaire et cause au malade une amère déception, car c'est une preuve manifeste que la guérison est incomplète et que les médications les plus énergiques et les plus variées ont été en vain mises en usage.

Or, l'injection, qui joue dans le traitement de la blennorrhée le rôle le plus important, et qui, à elle seule, constitue un remède véritablement héroïque, n'atteint jamais le but qu'on se propose, parce qu'elle est mal administrée, et que c'est là le motif de son inefficacité. On l'emploie journellement sans s'apercevoir que le liquide médicamenteux baigne seulement la partie antérieure du canal de l'urèthre, sans jamais pénétrer jusqu'aux régions profondes, c'est-à-dire là où siége la lésion. Et s'il en est ainsi, c'est, tantôt par le fait d'instruments défectueux, tantôt à cause de l'insouciance ou de la maladresse et de l'inexpérience. Les malades se contentent, en général, après avoir introduit dans le méat urinaire l'extrémité de la seringue, de pousser le piston, sans avoir soin de rapprocher, en les comprimant, les lèvres du méat. Le liquide injecté de la sorte reflue immédiatement au dehors, après avoir parcouru une profondeur insignifiante du canal uréthral ; à proprement parler, il baigne simplement la fosse naviculaire. On peut, de cette manière, s'administrer cinq, six injections et même davantage chaque jour, sans obtenir le moindre résultat.

Aussi, j'ai pris l'habitude, lorsqu'un malade atteint de chaudepisse ou de blennorrhée vient pour la première fois me consulter, de lui donner moi-même une injection, pour qu'il sache bien de quelle façon il doit agir, lorsqu'il se soigne lui-même. Ce détail, puéril au premier abord, a, en réalité, une énorme importance. Dans la majorité des cas, la guérison est subordonnée à

l'intelligence du malade et à l'exactitude avec
laquelle il se conformera aux prescriptions. Dans
le cas qui nous occupe, le praticien doit s'attacher
à fournir au patient les indications les plus pré-
cises; je recommande donc à mes malades :

1° D'introduire avec précaution l'extrémité de
la seringue entre les lèvres du méat urinaire;

2° De presser aussitôt entre le pouce et l'index
de la main restée libre, l'extrémité de la verge,
de manière qu'au moment où le piston sera mis
en mouvement, le liquide ne rejaillisse pas au
dehors, mais pénètre entièrement dans le canal;

3° De retirer alors rapidement la seringue, sans
cesser de comprimer l'extrémité de la verge pendant quatre ou cinq minutes, puis, d'écarter les
doigts pour permettre au liquide injecté de s'é-
couler au dehors.

Ces indications, qui résument les conseils donnés
par la plupart des praticiens, sont loin d'être suffisants comme on pourrait le croire. Si le manuel
opératoire reste borné aux trois formules que je
viens d'énumérer, malgré des injections fréquentes
et journellement répétées, la blennorrhée persis-
tera, en voici la raison.

La longueur du canal de l'urèthre peut varier
de quatorze jusqu'à vingt-quatre centimètres chez
des hommes également bien conformés, mais, en
somme, la moyenne de cette longueur est de

seize centimètres. Les parois du canal uréthral sont accolées l'une à l'autre et ce n'est qu'au moment de la miction et de l'éjaculation qu'elles s'écartent pour former un conduit ; en dehors de ces deux cas, l'urèthre est toujours vide et par conséquent fermé dans toute sa longueur. Il est du reste très-dilatable puisqu'il admet une sonde d'un centimètre de diamètre. En supposant que son calibre soit le même dans toute sa longueur, on voit qu'il aurait, après dilatation, une contenance moyenne de seize centimètres cubes. Or, qu'arrive-t-il lorsqu'on n'injecte qu'une faible quantité de liquide, soit, par exemple, cinq ou six centimètres cubes ? l'injection médicamenteuse baigne les parties saines de l'urèthre et n'est pas mise au contact des points malades. Pour faire arriver jusqu'au siége de la maladie, c'est-à-dire à la région prostatique, la solution médicamenteuse destinée à combattre l'inflammation de la muqueuse, le malade fait usage de la *seringue à injection*, cet instrument en verre de forme primitive, dont la faible capacité peut être évaluée au maximum à douze centimètres cubes. Or, si l'on tient compte de la quantité de liquide qui regorge au-dessus du piston dont l'occlusion n'est jamais parfaite, et de celle qui reste dans la seringue, en raison de sa forme conique, on constate qu'il ne pénètre jamais dans l'urèthre plus de huit ou dix grammes de la solution.

Il n'est donc pas surprenant que la muqueuse des régions membraneuse et prostatique ne soit pas modifiée par le traitement, et continue indéfiniment de sécrèter ce liquide muco-purulent qui constitue la goutte militaire. Ces considérations sont loin d'être banales, aussi m'ont-elles décidé à repousser l'usage de la seringue en verre à laquelle je substitue la *poire à injection en caoutchouc* avec canule en os ou en ivoire.

Cet instrument, maintenant répandu dans le commerce, est de capacité variable. J'ai donné la préférence au numéro 0, dont la contenance est de quarante-cinq grammes. Cette poire offre plusieurs avantages : elle permet de pousser dans l'urèthre une quantité considérable de solution médicamenteuse ; de plus, la canule assez volumineuse et parfaitement arrondie pénètre dans la fosse naviculaire sans provoquer de douleur et sans érailler la muqueuse, comme cela arrive si fréquemment avec la seringue en verre.

Enfin, pour plus de précaution, et pour être bien certain que le topique arrive jusqu'aux parties profondes, lorsque l'injection a été poussée dans l'urèthre, serrant fortement l'une contre l'autre les lèvres du méat urinaire, je comprime d'avant en arrière le canal, de façon à refouler le liquide. Voici ce qui se passe alors : ou l'urèthre est rempli de liquide, et dans ce cas je ne puis

le refouler plus profondément, si ce n'est en agis-
sant avec violence, ce que j'évite de peur de refouler l'injection dans la vessie ; ou bien, le canal
n'est pas complètement rempli et alors je sens
que l'injection se laisse refouler. Un sentiment de
cuisson, que le malade accuse aussitôt, indique
de plus que le topique baigne le point enflammé.

Cette petite opération fort simple me réussit
toujours et réussira de même entre des mains
prudentes et expérimentées ; la seule précaution
que l'on doive prendre, consiste à ne pas comprimer assez énergiquement le canal pour vaincre
la résistance du sphincter vésical. Le malade
intelligent, bientôt mis au courant du but que
l'on se propose, arrive promptement à exécuter
lui-même cette manœuvre.

*Ainsi donc tout le secret de la guérison des
blennorrhées consiste simplement à assurer le
contact du point malade avec la substance médicamenteuse.* Dans une brochure intéressante sur
la blennorrhagie et la blennorrhée, le docteur
Jardin attire l'attention sur un produit nouveau,
le porte-remède de M. Reynal, pharmacien, 77,
rue de Marbœuf. Le porte-remède Reynal est une
bougie courte de quatorze à seize centimètres de
long, composée de glycérine, de gélatine et d'une
consistance telle qu'on peut la pousser dans
l'urèthre sans y provoquer aucune sensation

douloureuse. Elle doit être non pas graissée, mais
mouillée avant l'introduction, et il faut également
au préalable avoir fait uriner le malade avant de
l'introduire. Les bougies porte-remèdes contiennent soit :

du ratanhia (extrait)	0.05	centigrammes
du sulfate de zinc	0.05	—
de la belladone (extrait)	0.03	—
de l'opium (extrait.	0.03	—
du tannin.	0.05	—
du chlorure de zinc . . : . .	0.03	—
Sulfate de zinc. { belladoné . áâ	0.03	—
{ opiacé. . . »	0.03	—
Chlorure de zinc. { belladoné . »	0.03	—
{ opiacé . . »	0.03	—
Sulfate de Cadmium.	0.001	milligramme
Silicate de soude	0.01	centigramme
Sulfo-carbolate de zinc	0.05	—
Acide salycilique	0.05	—

On les fait pénétrer impunément jusqu'à leur
disparition totale ; elles fondent en une heure ou
une heure et demie, et elles laissent le plus longtemps possible le médicament en contact avec
les parois de l'urèthre.

La bougie ainsi modifiée par M. Reynal, ajoute
M. le docteur Jardin, devient un médicament et
non plus un instrument de chirurgie ; le malade
peut se l'introduire facilement, sauf à lui indiquer
quelle substance il doit préférer.

Déjà, M Lorey avait constaté l'efficacité du
porte-remède Reynal, et de ses observations il
tirait les conclusions suivantes :

1º La bougie à l'opium ou à la belladone est indiquée dans les premiers jours de la blennorrhagie aiguë pour prévenir les érections nocturnes, et pour calmer les douleurs insupportables qui accompagnent et suivent la miction ; en cette circonstance, elles ont une double action ; elles calment la douleur d'abord, et isolent les parois enflammées, jouant le même rôle que le tampon ouaté dans la vaginite.

» 2º Dans la seconde période, la bougie au sulfate de zinc pur ou au sulfate de zinc belladonisé a une efficacité réelle ; cette efficacité égale, mais ne semble pas dépasser de beaucoup les injections analogues.

»˙On voit, par ces conclusions, que les avantages de l'emploi des bougies médicamenteuses contre la blennorrhagie aiguë sont en somme considérables, mais ils le sont bien plus encore dans le traitement de la blennorrhagie chronique et de la goutte militaire.

» Je doute qu'en pareille occurence, aucun médicament approprié puisse atteindre l'efficacité de la bougie au sulfate de zinc belladonisé.

» Sur vingt malades, en effet, soumis à ce mode de traitement, nous avons obtenu vingt guérisons, et, si nous considérons tous les moyens employés contre la goutte militaire, moyens variés et multiples en rapport avec elle, et les résultats

que ces méthodes thérapeutiques peuvent donner,
nous voyons que les avantages qu'elles réalisent
ne sauraient égaler ceux que nous donnent les
bougies dans les mêmes circonstances.

« Non-seulement la guérison du malade a été
rapide, puisqu'en moyenne chacun n'a fait usage
que de neuf bougies, mais encore elle s'est effec-
tuée sans la moindre complication. »

Après avoir fait remarquer que l'efficacité
remarquable de la bougie au sulfate de zinc belladonisé résulte de la combinaison d'une action
mécanique et thérapeutique, M. Lorey ajoute que
c'est ainsi qu'on peut s'expliquer la rapidité avec
laquelle disparaît la blennorrhagie chronique, ou
la goutte militaire, chez les malades qui en étaient
affectés depuis cinq, six ans et plus, et qui avaient
essayé pour se guérir tous les moyens recom-
mandés en pareille circonstance. »

Mes observations particulières, portant sur un
nombre considérable de malades, m'engagent à
partager entièrement la manière de voir des deux
observateurs que je viens de citer, et je pense que
le porte-remède Reynal doit prendre dans la thérapeutique une place nouvelle et très-importante.

Lorsqu'une blennorrhée se montre rebelle à ces
diverses médications, ce qui est le cas exceptionnel,
c'est que la maladie est du genre de celles que
M. Fournier a appelées les *blennorrhées consti-*

tutionnelles et alors je recherche quelle est l'état diathèsique qui l'entretient. Quand je constate seulement de la faiblesse générale, du lympha-tisme, de la mollesse des tissus chez des hommes à musculature peu développée, à mine chétive et délicate, c'est aux toniques que j'ai recours et je formule le traitement suivant :

1° *Prendre un quart d'heure avant les deux principaux repas, une cuillerée à bouche de l'élixir suivant :*

R Tartrate ferrico-potassique. . . 8 grammes
Rhum vieux . . . . . . 60 »
Sirop d'écorces d'oranges amères 350 »
f. s. a.

2° *Immédiatement après le principal repas, prendre un verre à liqueur de vin de Malaga vieux au Kina et au citrate de fer* (Codex).

3° *Exercice au grand air ; bains et douches froids ; gymnastique ; alimentation fortifiante, viandes noires grillées et saignantes, vieux bor-deaux aux repas, etc.*

Lorsque j'ai affaire à un goutteux, à un rhuma-tisant ou à un arthritique, je conseille les purga-tifs salins. Tous les deux jours, je fais prendre à mon malade un grand verre d'eau de Sedlitz, de Pullna, de Friedrishshall ou d'Hunyadi-Janos. Je prescris en outre de boire au repas de l'eau de Vichy, de Contrexeville ou de Vals, le repos, un régime doux, l'abstention d'alcooliques et d'exci-

tants de toute nature, les boissons diurétiques,
les tisanes amères, les bains alcalins, les douches
de vapeur et tous les autres moyens de traitement habituellement mis en usage pour lutter
contre l'état diathésique.

Lorsque je constate une diathèse herpétique, je
prescris les boissons rafraîchissantes acidulées,
les purgatifs légers, les bains de son ou d'amidon ; mais j'ai surtout recours aux préparations
arsenicales. Je choisis parmi ces préparations,
soit la liqueur de Fowler *(arsénite de potasse)*, à
la dose de cinq gouttes d'abord, jusqu'à vingt ou
trente gouttes, soit la liqueur de Pearson *(arséniate de soude)*, qui doit être administrée à dose
double. Lorsque l'herpétisme est accompagné
d'anémie, je donne souvent avec succès l'arséniate de fer sous forme de pilules, à la dose de
vingt milligrammes à un décigramme par jour.
Quelquefois aussi j'emploie une solution d'arséniate d'ammoniaque à la dose de cinq centigrammes pour cent grammes d'eau, dont le
malade prend de trois à cinq cuillerées par jour.

Enfin, dans cette affection, on obtient de bons
résultats d'une saison aux eaux minérales de la
Bourboule ou de Plombières, du Mont-Dore, de
la source Dominique de Vals, de Bussang, etc.

Pour modifier la constitution chez les scrofu-
leux, j'ai recours aux amers sous toutes les formes,

aux préparations iodurés, à l'huile de foie de morue, aux bains de mer et je prescris, au besoin, une station aux eaux de Luchon, de Barèges, etc.

Aux syphilitiques je recommande, suivant la phase de la maladie, les altérants et les dépuratifs usités en pareils cas.

Tout ce qui est relatif à l'hygiène est d'une importance considérable dans le traitement de la blennorrhée comme dans celui de la chaudepisse. Je l'ai déjà dit, un régime tonique et reconstituant offre de grands avantages. J'engage aussi les malades à éviter les excès de toute nature, les exercices violents, les marches forcées et même les longues promenades, l'équitation, la danse, les repas trop copieux ; à ce sujet, il est utile de recommander aux malades d'avoir, tout en se modérant, une bonne alimentation, et de ne pas exagérer la sobriété au point de se nourrir exclusivement de viandes blanches, de légumes frais, etc., et de ne boire que de l'eau, comme quelques-uns le font dans la crainte de fournir un élément à l'inflammation.

Les viandes noires saignantes, les aliments féculents, les vins généreux suffisamment mouillés, loin d'être nuisibles, agissent comme les meilleurs toniques.

Je n'en dirai pas autant des liqueurs alcooliques sous quelque forme que ce soit, eau-de-vie, chartreuse bière, etc., etc., dont je défends formellement l'usage à mes malades. Je ne fais aucune concession sous ce rapport, pas même en faveur de ceux qui ont des habitudes invétérées. Le poivre, le piment, la moutarde et autres condiments plus ou moins échauffants seront également proscrits avec sévérité.

Presque tous les malades que j'ai eu à soigner étaient des fumeurs, quelques-uns même faisaient du tabac un véritable abus. Or, malgré les recherches que j'ai faites à cet égard, je n'ai jamais observé la moindre influence de cette habitude sur la marche de la maladie. Je suis parfaitement convaincu que, dans ce cas, le tabac est inoffensif.

Dans le traitement de la blennorrhée, il faut engager les malades à s'abstenir complètement de relations sexuelles et à éviter tout sujet d'excitation vénérienne. Il est cependant une période de la maladie où le coït agit efficacement, surtout dans certains cas rebelles. C'est lorsque toute sécrétion muco-purulente a cessé pour faire place à cette humidité du canal qui préoccupe si vivement les malades, et qui peut, cela est exceptionnel, donner lieu à une rechute. Des rapprochements sexuels modérés et prudemment espacés donnent alors d'excellents résultats. Quel est, **dans ce cas, le mode d'action du coït ?**

Il semble tarir le suintement uréthral, c'est incontestable; mais surtout, à mon avis, il agit de la façon la plus favorable sur le moral du malade. Il lui enlève ses préoccupations, combat cet état de tristesse, de découragement qui a été décrit sous le nom d'*hypochondrie uréthrale*, et enfin fait perdre une habitude très-fréquente et très-fâcheuse : celle qui consiste à presser à chaque instant la verge pour s'assurer de l'état du canal.

Cette manœuvre, fréquemment renouvelée, suffit à entretenir la congestion de la muqueuse.

Je disais donc que, dans le cas de blennorrhée, le coït est indiqué; mais, ici encore, il faut établir une distinction.

Si le sujet est marié, je n'hésite pas à conseiller le congrès. La sécrétion muqueuse n'est pas contagieuse, il n'y a donc rien à craindre pour la femme. Mais, je me garde bien de permettre à un malade célibataire ce que j'autorise chez l'homme marié. La satiété, chez ce dernier, est une garantie de modération, tandis que, chez l'autre, la violence de la passion fait taire la raison, et au lieu d'user du coït avec prudence il s'y livre trop souvent avec excès. Et c'est ainsi que le malade qui ne craint pas d'enfreindre nos prescriptions, revient vers nous avec une blennorrhagie aiguë, contractée sous l'influence de rapprochements trop fréquents ou trop prolongés et quelquefois aussi due à une nouvelle contagion.

Enfin, il est encore un détail que les malades affectés d'écoulement uréthral ne doivent pas négliger,
c'est l'usage du suspensoir, sans lequel ils s'exposent à l'orchite et autres complications fâcheuses.

AFFECTION BLENNORRHAGIQUE DU TESTICULE ET DE L'ÉPIDIDYME — ORCHITE — ÉPIDIDYMITE

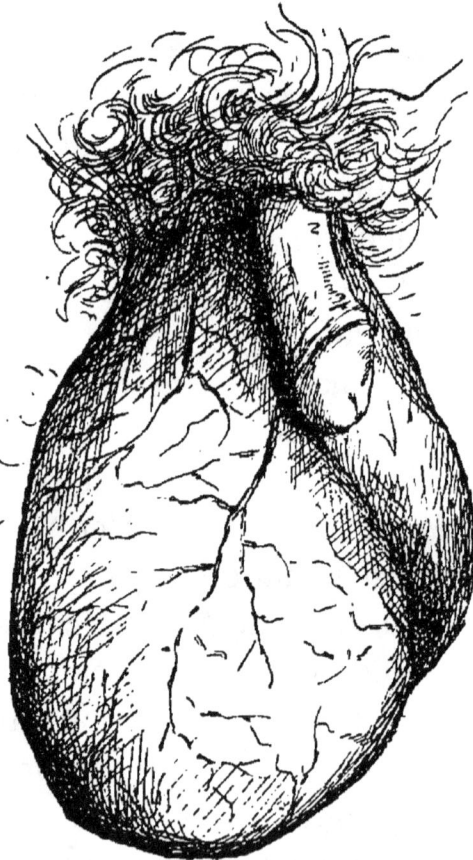

Orchite.

Lorsque l'inflammation blennorrhagique du
canal de l'urèthre se propage aux éléments du

testicule, elle donne lieu à des affections dont les plus communes sont l'*épididymite* et l'*orchite*, que le public confond en une seule maladie sous la dénomination de *chaudepisse tombée dans les bourses*. Ces deux affections ont une analogie telle que je considère comme plus simple de les comprendre dans cette seule description sous le nom d'*orchite blennorrhagique*.

Le testicule gauche est dans la plupart des cas le siège de la maladie ; et il est rare que les deux testicules soient pris en même temps. Les symptômes qui annoncent cette complication sont suffisamment tranchés : après avoir pendant quelques jours constaté une augmentation de volume et de la pesanteur du côté du testicule, le malade ne tarde pas à éprouver dans cet organe une douleur vive, augmentant par la marche, la pression et les efforts et s'irradiant dans l'aine et souvent jusque dans la région des reins. En même temps, la glande séminale augmente de volume, la peau qui la recouvre devient chaude, rouge et luisante, l'épididyme se gonfle également. Il existe en même temps une fièvre peu intense et un mal de tête plus ou moins violent. Au bout de cinq ou six jours, les douleurs se calment et on peut constater la présence d'une certaine quantité de liquide épanché dans la bourse et dont la présence constitue la *vaginalité*.

Vers le huitième jour de la maladie, le gonflement diminue, mais ce n'est qu'au bout d'un mois que la glande a repris son volume normal. Il n'en est pas de même de l'épididyme qui reste induré pendant des mois et même souvent pendant des années. Cette induration, due à une infiltration de lymphe plastique, nuit ou fait obstacle complètement au passage du sperme et constitue par suite une cause de stérilité si les deux testicules ont été enflammés. Pour cette raison, les malades doivent comprendre combien il est urgent de se soigner rapidement. Le traitement qui m'a donné constamment les meilleurs résultats est le suivant :

1° *Le malade restera couché sur le dos ; une planchette placée sur les cuisses et échancrée au niveau des bourses tiendra les testicules élevés ;*

2° *Raser les poils qui recouvrent la région du cordon du côté malade et y appliquer de huit à douze sangsues selon l'intensité de la douleur ;*

3° *L'application des sangsues sera suivie d'un bain chaud d'une heure ; on tiendra ensuite les testicules continuellement enveloppés d'un large cataplasme de farine de lin, chaud et peu épais, arrosé de laudanum de Sydenham ; ce traitement sera continué pendant huit jours* **sans que le malade essaie de quitter le lit. Le** *second jour il sera purgé avec une bouteille de limonade au citrate de magnésie ;*

4° *A partir du huitième jour, le malade commencera à se lever, il évitera de marcher ; les testicules seront soutenus par un bon suspensoir et enveloppés d'une compresse trempée dans de l'eau blanche et toujours maintenue humide.*

Pendant la durée de l'orchite, il ne faut pas essayer de guérir l'écoulement qui l'a provoquée et qui d'ailleurs a cessé pour reparaître à la guérison de l'affection du testicule. Il est rare que lorsque ce traitement a été suivi pendant quinze jours la guérison de la maladie ne soit pas complète. Une première orchite est une menace pour 'avenir et si le malade ne prend pas la précaution de porter un suspensoir et d'éviter la fatigue, il sera exposé à une rechûte, surtout quand il contractera un autre écoulement.

En dehors de la blennorrhagie, plusieurs causes peuvent provoquer l'inflammation du testicule : telles sont les violences, les opérations pratiquées sur les voies urinaires, la cystite, la prostatite, la masturbation, etc., on a vu aussi l'orchite apparaître vers la fin d'une fièvre typhoïde, d'une variole ou au déclin des oreillons.

DES RÉTRÉCISSEMENTS DE L'URÈTHRE

On entend par *rétrécissement de l'urèthre*, la diminution du calibre de ce canal en un point quelconque sous l'influence d'un état morbide des tissus qui entrent dans sa formation. Ces vices de conformation du canal uréthral que l'on a appelés aussi *coarctations* offrent un grand intérêt, car, lorsqu'ils ne sont pas modifiés par un traitement approprié et bien dirigé, ils peuvent devenir le point de départ de complications extrêmement fâcheuses et d'accidents souvent mortels.

Les rétrécissements de l'urèthre sont l'apanage exclusif de l'homme, surtout de l'adolescent et de l'adulte, ils naissent sous l'influence de causes multiples qu'il importe de faire connaître. En premier lieu viennent les écoulements anciens : toute chaudepisse mal soignée revêt la forme chronique et devient une cause presque fatale de rétrécissement. On le comprend aisément : la muqueuse qui tapisse intérieurement le canal uréthral, sous l'influence d'une inflammation continuelle finit par s'infiltrer de lymphe plastique, de là un gonflement de cette membrane et diminution du calibre du canal de l'urèthre. De plus, sous l'influence de l'inflammation chronique, il se **produit souvent à la surface de la muqueuse, des** petites ulcérations plus ou moins profondes et en nombre variable qui, lorsqu'elles viennent à se guérir, donnent lieu à des brides cicatricielles parfois très-résistantes qui obstruent plus ou moins complétement le canal. Les déchirures occasionnées par l'expulsion d'un calcul, par l'introduction dans l'urèthre de divers instruments peuvent donner lieu aux mêmes phénomènes. On voit quelquefois aussi à la suite d'une chute ou d'une violence sur le périnée, la muqueuse de l'urèthre se déchirer et cette lésion deviendra souvent le point de départ d'un rétrécissement par suite de la formation d'un tissu cicatriciel rétractile. C'est par le même mécanisme que se produisent les rétrécissements chez les sujets qui, affectés de chaudepisse cordée, ne craignent pas, pour mettre un terme à leurs souffrances, d'appliquer leur verge sur un plan résistant et de la redresser par un coup violent ; le déchirement des tissus qui se produit alors est le point de départ de cicatrices qui plus tard, donneront lieu à des rétrécissements. Une autre cause fréquente de rétrécissement est l'usage des injections caustiques conseillées par quelques médecins inexpérimentés pour faire avorter les écoulements ; cette cause n'est pas admise par tous les chirurgiens, mais mes observations personnelles ne me permettent pas d'hésiter un seul instant à la classer

parmi les causes les plus actives du retrécisse-
ment. J'ai remarqué aussi que ces vices de conformation sont communs chez les masturbateurs
et chez les sujets qui abusent du coït ; cela d'ailleurs, se conçoit aisément : sous l'influence d'une
érection presque continuelle la membrane muqueuse de l'urèthre, toujours gorgée de sang, finit
par subir une augmentation de volume en un
point quelconque de son étendue ; de là, diminution du calibre du canal uréthral et rétrécissement.

Telles sont les causes les plus communes des
rétrécissements ; quelquefois aussi la coarctation
est symptomatique d'une tumeur qui, placée dans
le voisinage de l'urèthre, comprime ses parois et
diminue son calibre. Dans d'autres cas, le rétrécissement résulte de la contraction spasmodique
d'une sorte de sphincter uréthral qui existe dans
la portion membraneuse du canal ; c'est plutôt
alors un *faux rétrécissement* et il n'est pas per-
manent.

Les points de l'urèthre où les rétrécissements
siégent le plus souvent, sont : le collet du bulbe,
le point d'union du bulbe avec la portion membraneuse de l'urèthre, la portion spongieuse et
quelquefois, mais beaucoup plus rarement, le
méat urinaire et la fosse naviculaire. J'en ai
observé un cas dans la région prostatique ; un

abcès de la prostate s'était ouvert dans le canal de l'urèthre et il s'était formé consécutivement une bride cicatricielle qui donnait lieu à un rétrécissement considérable.

Le nombre des rétrécissements est variable, le plus souvent il n'en existe qu'un seul, quelquefois deux et très-rarement plus de trois ; néanmoins, je pourrais extraire de mes registres d'observations l'une d'elles, qui est relative à un cas tout spécial ; il s'agit d'un officier de chasseurs d'Afrique, qui vint me consulter, il y a sept ans, et dont le canal uréthral présentait cinq points rétrécis.

Les rétrécissements sont, en général, d'une longueur peu considérable, les plus longs sont ceux qui reconnaissent pour cause un écoulement ancien, ils atteignent parfois deux ou trois centimètres d'étendue. La forme des coarctations est variable également ; tantôt sinueuses, tantôt rectilignes, elles peuvent ou obstruer brusquement le canal de l'urèthre ou se trouver précédées par un rétrécissement progressif. Dans la plupart des cas l'ouverture du rétrécissement ne répond pas au centre de l'urèthre, elle est située sur l'un des cotés du canal.

On observe aussi de nombreuses variétés du calibre des rétrécissements : tantôt ils sont à peine marqués et permettent à l'urine de s'écouler facilement, d'autres fois les bougies les plus fines, dirigées par les mains les plus expérimentées, ne peuvent les franchir. En avant du point rétréci, le canal de l'urèthre devient progressivement plus étroit qu'il ne l'était primitivement, le contraire a lieu pour la portion qui se trouve en arrière du point rétréci, l'urèthre dilaté forme une sorte de poche qui prend un volume considérable au moment de la miction, par suite de l'afflux de l'urine, dont l'écoulement se fait avec lenteur. En même temps, la muqueuse uréthrale est irritée, enflammée, parfois même légèrement ulcérée au niveau du rétrécissement. Ces érosions donnent lieu à une sécrétion muco-purulente et deviennent trop souvent le point de départ d'une *infiltration urineuse*. La vessie se vidant difficilement, se dilate et s'hypertrophie, l'urine altérée dans sa composition devient ammoniacale et parfois purulente, de là des complications extrêmement graves et qu'il faut éviter en ayant recours à un traitement méthodique et confié à des mains exercées.

Les symptômes des rétrécissements sont faciles à préciser. D'une manière générale, les malades atteints de blennorrhée devront toujours se tenir sur leurs gardes, surtout si à leur réveil, au moment de la première miction, ils voient sortir de **leur canal** un petit bouchon glaireux, blanchâtre,

plus ou moins épais et visqueux, il est bien rare
que cette sécrétion ne soit pas l'indice d'un rétrécissement en voie de formation, car elle est four-
nie par des érosions légères de la muqueuse.
Bientôt, d'autres symptômes se manifestent quand
le rétrécissement existe ; on constate d'abord une
modification dans le jet de l'urine qui sort tantôt
en forme de vrille ou de tire-bouchon, tantôt en
un jet double et filiforme, tantôt encore en arro-
soir. L'urine s'accumulant en arrière du point
rétréci, l'émission se fait avec difficulté et quand
la miction semble terminée, le malade est obligé
de contracter à plusieurs reprises les muscles du
périnée pour chasser l'urine qui remplit le canal
et qui tombe goutte à goutte, de là l'expression
vulgaire et pittoresque *pisser sur ses bottes*. Lorsqu'il existe dans cette portion rétrécie des ulcérations de la muqueuse, le contact et la pression
de l'urine déterminent une douleur vive qui fait
que les malades appréhendent le moment de la
miction. A mesure que le rétrécissement augmente, le col de la vessie peut perdre sa tonicité
et il y a alors incontinence d'urine, puis, peu à
peu, la difficulté de la miction croissant toujours,
l'urine ne sort plus que goutte à goutte, le malade fait des efforts inouis pour l'expulser. La
vessie se remplit et si cet état persiste, si le chirurgien n'intervient pas, les désordres graves ne

sauraient tarder à apparaître, l'urine peut se résorber et infecter l'économie, la moindre parcelle de mucus, le plus petit grain de sable dans la vessie, y deviennent une amorce autour de laquelle viendront se déposer les éléments solidifiables de l'urine ; toujours distendue, la vessie donne. lieu à des douleurs continuelles et qui plongent le malade dans la tristesse la plus profonde, rendent le sommeil impossible et provoquent au dégoût de la vie. L'urine devenue fétide sort goutte à goutte souillant les vêtements et exhalant une odeur repoussante. Puis apparaissent les accidents plus graves ; contenue par le point rétréci, comprimée d'autre part par la distention et les contractions de la vessie, l'urine va se frayer un passage à travers les tissus qui la contiennent et ce liquide transformé en poison va se répandre dans l'économie, à moins que par une heureuse exception, il ne perfore la peau pour se répandre au dehors *(fistules urineuses)*.

En dehors des complications fâcheuses que peuvent faire naître les rétrécissements et que j'ai déjà mentionnées, il en est d'autres qu'il importe de faire connaître. Les difficultés de la miction offrent diverses phases que l'on a désignées par les noms de *dysurie* quand il y a seulement difficulté d'uriner ; *ischurie*, lorsque l'urine s'écoule goutte par goutte, et **strangurie**,

quand la miction est douloureuse. Or, ces divers
états, par suite des efforts auxquels ils obligent
les malades pour uriner, prédisposent aux hernies, aux apoplexies, aux affections du cœur et
favorisent le développement des hémorroïdes.

Les rétrécissements sont aussi une cause de
stérilité, quand ils sont un peu marqués, soit que,
par la douleur qu'ils provoquent au moment de
l'éjaculation, ils amènent le malade à éviter le
coït, soit parceque le sperme, ne pouvant franchir l'obstacle que lui offre le rétrécissement, reflue du côté de la vessie où il va se mélanger aux
urines. J'ai fort souvent rencontré dans mon
cabinet des malades offrant ce cas particulier.
Tous, il est vrai, ne présentaient pas des rétrécissements considérables, mais chez les moins
fortement atteints, le sperme au lieu d'être éjaculé
au loin et par saccades s'écoulait en bavant et
d'une manière continue. Ces accidents dont le
moindre inconvénient est de donner lieu à l'impuissance, disparaissent rapidement sous l'influence du traitement dont il va bientôt être
question.

Les rétrécissements jouent aussi un grand rôle
dans l'hygiène morale. Ceux qui sont atteints de
ces vices de conformation sont sujets à une tristesse profonde et à une sorte d'hypochondrie
uréthrale qui rend l'existence insupportable; ils

sont à charge à eux-mêmes et aux personnes qui les entourent. Aussi, pour cette raison et pour éviter tous les accidents qui peuvent compliquer les rétrécissements, il importe que les malades se soumettent sans perdre de temps au traitement nécessité par cette maladie qui ne guérit jamais spontanément, excepté quand elle est due à un spasme (voyez l'article : *Rétrécissements spasmodiques*), qui reste rarement stationnaire et qui affecte, au contraire, presque toujours une marche progressive.

Plusieurs circonstances peuvent donner lieu à une rétention d'urine, notamment l'hypertrophie de la prostate, une tumeur située dans le voisinage de l'urèthre, et faire croire à un rétrécissement qui n'existe pas. Aussi, pour arriver à un diagnostic certain, il faut faire l'exploration directe du canal de l'urèthre. Autrefois, on se servait, dans ce but, de la sonde porte-empreinte de Ducamp ou de celle d'Amussat, mais ces deux instruments sont maintenant abandonnés de la plupart des chirurgiens. Pour ma part, je leur préfère la sonde métallique et encore mieux les bougies en gomme élastique. Les bougies qui offrent le plus grand avantage pour le diagnostic des rétrécissements sont celles qui se terminent par un petit renflement en forme d'olive; on a à sa disposition des bougies olivaires de dimensions

variées et on peut se rendre aisément compte
des dimensions du rétrécissement, d'après le
volume de l'olive qui l'aura franchi. Ces bougies,
laissées pendant quelque temps en place, s'é-
chauffent, se ramollissent, et se moulent pour
ainsi dire sur le rétrécissement, on peut ainsi se
faire une idée exacte de la forme qu'il affecte. Il
est également aisé de bien préciser le siége du
rétrécissement et sa longueur, puisqu'on a qu'à
mesurer la longueur de l'instrument explorateur
quand l'olive est en avant et en arrière du point
rétréci, dont les dimensions exactes sont repré-
sentées par la différence entre ces deux longueurs.
On détermine aussi aisément le nombre des rétrécissements, puisque, l'olive, au moment de
franchir un des points rétrécis, fait éprouver une
résistance que l'on sent encore quand on retire
l'instrument.

TRAITEMENT DES RÉTRÉCISSEMENTS DE L'URÈTHRE

Le traitement des rétrécissements varie avec
leur calibre ; on comprend parfaitement que le
rétrécissement, quand il est encore peu prononcé
et qu'il laisse l'urine s'écouler avec une certaine
facilité, n'exige pas les mêmes procédés de traitement qu'une coarctation complète obstruant entièrement le canal de l'urèthre.

Le procédé auquel j'ai habituellement recours

6*

pour le traitement des rétrécissements incom-
plets, est la *dilatation temporaire graduée*, qui
n'expose à aucun accident et permet aux malades
de vaquer à leurs occupations habituelles. Voici
en quoi consiste cette méthode de traitement :
après avoir fait uriner le malade en ma présence,
je me rends compte, d'après le volume du jet, du
calibre du rétrécissement ; je prends alors une
bougie que je suppose plus petite que le calibre
du point rétréci et après l'avoir préalablement
enduite d'huile d'olives, je l'introduis avec la plus
grande précaution. Si elle franchit librement toute
la longueur du canal jusqu'à la vessie, je la retire
aussitôt; et j'introduis une bougie d'un calibre
un peu plus fort, je continue ainsi jusqu'à ce que
la bougie ne puisse plus passer et je congédie le
malade après lui avoir conseillé de prendre un
bain tiède prolongé. Le lendemain, nouvelle
séance dans laquelle j'introduis des bougies de
plus grand diamètre et ainsi de suite jusqu'à ce
que toute trace de rétrécissement ait disparu. Il
arrive parfois que le rétrécissement est assez considérable pour que les bougies les plus fines ne
puissent le franchir. Dans ce cas, j'invite les malades à prendre des bains de siége très-prolongés,
après lesquels je réussis à introduire la pointe de
l'instrument dans la partie rétrécie, je la laisse
alors en place pendant une demi-heure ou trois

quarts d'heure, et il est rare qu'après ce laps de temps je ne réussisse pas à introduire l'instrument jusque dans la vessie. J'ai aussi recours, dans ce cas, à un autre procédé qui facilite beaucoup l'introduction d'une bougie fine à travers un rétrécissement très-étroit; il consiste à prendre une bougie de grosseur moyenne et à l'introduire jusqu'au point rétréci. L'extrémité volumineuse et arrondie de cet instrument, mise en présence de la portion rétrécie, en prépare l'entrée en écartant légèrement les tissus et en leur donnant la forme d'un très-petit entonnoir; la petite bougie introduite immédiatement après y glisse plus facilement sur ces tissus devenus moins rugueux et arrive plus aisément sur la lumière du rétrécissement. Souvent, aussi, dans ce cas, je tortille légèrement la pointe de la bougie et je la fais pénétrer dans le canal de l'urèthre en lui imprimant des mouvements de vrille ; c'est surtout quand l'orifice du rétrécissement ne correspond pas au centre du canal que l'ai recours à ce procédé.

Je blâme absolument les procédés de *dilatation forcée* ou *brusque*, quels que soient les instruments auxquels on a recours pour cette manœuvre barbare, qui expose à des accidents aussi nombreux que graves.

La *dilatation permanente* consiste à laisser

la première bougie en place pendant quatre ou six jours; l'urine s'écoule en glissant le long de la bougie et contribue ainsi à dilater le canal de l'urèthre. Au bout de cette période de temps que je viens d'indiquer, on remplace la bougie par une autre de plus fort calibre ; on la laisse deux jours et on continue de la sorte jusqu'à ce que la dilatation soit complète. Ce procédé ne convient pas dans tous les cas, outre l'irritation excessive que la bougie laissée en permanence dans le canal uréthral provoque chez les gens nerveux, on a à redouter un certain nombre d'accidents tels que l'inflammation de la vessie, de la prostate, de l'urèthre, des abcès de la prostate, etc., etc.

Enfin, je suis convaincu qu'il ne faut avoir recours à la cautérisation du canal de l'urèthre au moyen d'instruments appelés *porte-caustiques* que le plus rarement possible et seulement quand il convient de modifier l'état de la muqueuse de l'urèthre.

En résumé, c'est à la méthode de dilatation temporaire que je donne la préférence, elle est la seule qui puisse être appliquée par un chirurgien instruit, prudent et expérimenté.

Lorsque les rétrécissements sont très-anciens et constitués par un épaississement considérable des tissus devenus très-résistants, la dilatation est alors insuffisante et il faut recourir à *l'uréthro-*

tomie. Cette opération consiste à diviser le rétrécissement au moyen d'instruments tranchants
spéciaux introduits dans le canal de l'urèthre;
elle donne toujours d'excellents résultats. L'instrument le plus avantageux est l'*uréthrotome
dilatateur* de M. Maisonneuve; il consiste dans
une tige d'argent munie d'une rainure dans laquelle glisse un mandrin armé d'une lame triangulaire à sommet mousse. Grâce à cette conformation, la lame, dans les parties saines, déplisse
seulement la muqueuse sans l'intéresser, mais elle
tranche par ses deux côtés les parties qui offrent
une certaine résistance au niveau du point rétréci. A l'extrémité de l'instrument se trouve une
bougie fine de gomme élastique qui, introduite la
première dans le canal de l'urèthre, sert à guider
l'instrument. L'opération terminée, on laisse
dans le canal une sonde à demeure, de manière
à prévenir le rapprochement des deux lèvres de
la petite plaie, dont la réunion donnerait lieu à
un nouveau rétrécissement.

Les *rétrécissements spasmodiques* de l'urèthre
peuvent guérir par un traitement purement médical, sans qu'il soit nécessaire de recourir à
une opération. J'ai observé un grand nombre de
ces rétrécissements nés sous l'influence d'un régime trop excitant, d'une irritation nerveuse ou
d'une lésion des organes voisins; la constipation

donne quelquefois lieu aussi à ces spasmes. Dans ces cas je prescris un régime sévère et un traitement approprié que je formule le plus habituellement de la manière suivante :

1° *S'abstenir d'aliments trop épicés, de vin pur, de café noir et de spiritueux ; user très-modérément des viandes noires auxquelles on préférera les viandes blanches et les légumes secs ;*

2° *Eviter avec soin la fatigue et user des rapports sexuels avec beaucoup de modération ; combattre la constipation par tous les moyens possibles ;*

3° *Couper le vin au repas tantôt avec de l'eau de goudron, tantôt avec de l'eau de Vichy (Célestins).*

4° *Le matin, le midi et le soir, prendre une capsule de goudron ;*

5° *Faire trois onctions par jour sur le périnée avec la pommade suivante :*

    R Extrait de belladone. . . . .   4 grammes
    Axonge balsamique   30   »

6° *Tous les deux jours un grand bain d'eau de son de quarante à cinquante minutes de durée ;*

7° *S'il existe des besoins fréquents d'uriner, prendre matin et soir un quart de lavement de décoction de racines de guimauve additionné de cinq gouttes de laudanum de Sydenhom.*

Quelquefois, mais rarement, je suis obligé en outre d'avoir recours à l'application de huit à douze sangsues ; enfin, dans certain cas présentant une indication toute spéciale, il importe d'apporter quelques modifications au traitement que je viens d'indiquer. On comprend combien il est utile pour le malade de faire constater avant d'accepter une opération, si le rétrécissement dont il est affecté est dû seulement à des spasmes, que l'on combat par des moyens simplement médicaux, ou s'il y a bien réellement une coarctation du canal uréthral avec lésion de la muqueuse.

FISTULES URINAIRES

Une *fistule urinaire* est une voie anormale livrant passage à l'urine qui s'écoule plus ou moins rapidement selon les dimensions et le siége de la fistule.

Le plus souvent, il suffit pour guérir ces fistules de placer dans le canal de l'urèthre une sonde à demeure, de cette manière l'urine ne passant plus par la voie anormale, celle-ci se cicatrise rapidement dans la majorité des cas. D'autres fois, on est obligé de cautériser le trajet fistuleux ou d'avoir recours à une opération. Dans tous les cas, il importe de le soigner sans perdre de temps afin d'éviter des accidents graves tels que les abcès urineux, l'infiltration urineuse, etc.

POLYPES DE L'URÈTHRE

Les *polypes de l'urèthre* sont rares et cependant j'ai eu souvent l'occasion de rencontrer des malades qni en étaient affectés. Leurs symptômes offrent une grande analogie avec ceux des rétrécissements du canal; toutefois, ils s'en distinguent par les différences que présente la miction qui, lorsqu'il existe un polype, se fait parfois aisément, parfois très-difficilement, tandis que dans les rétrécissements elle est régulièrement pénible. Quand le polype est situé peu profondément, on peut, en entr'ouvrant le méat urinaire, le voir et même l'enlever facilement, mais quand il est dans les parties plus reculées du canal, le diagnostic est plus difficile et le traitement exige l'intervention d'un médecin expérimenté.

RUPTURE DE LA VERGE

Très-rare également, la rupture de la verge est un accident grave dont le traitement varie avec la forme que présentent les lésions. Dans un cas semblable, le malade doit s'adresser à un chirurgien, car il importe d'avoir recours à des moyens qui ne sont pas à la portée de tout le monde.

RUPTURE DU FREIN

Le frein est le petit repli membraneux qui unit le prépuce au pénis. Il se rompt assez souvent lorsque le sujet se livre au coït pour la première fois et alors une douleur assez vive se fait sentir, en même temps qu'une hémorrhagie plus ou moins abondante se déclare. La guérison de ce petit accident sera rapide, si le malade s'abstient pendant quelques jours de toute relation sexuelle ; pour arrêter l'hémorraghie, on est quelquefois obligé de panser la petite plaie avec une solution de perchlorure de fer ou de la cautériser avec le crayon de nitrate d'argent.

HERPÈS DU PRÉPUCE

Cette affection assez fréquente se manifeste par l'éruption d'un nombre variable de vésicules du volume d'un grain de millet, réunies par groupes sur une base enflammée et occupant une ou plusieurs surfaces bien circonscrites, isolées les unes des autres par des espaces absolument sains. Il existe en même temps une sensation de cuisson plus ou moins vive et des fourmillements.

L'herpès, bien qu'il n'offre pas par lui-même beaucoup de gravité, peut néanmoins occasionner à la longue des accidents ; les vésicules en se rompant laissent échapper un liquide âcre qui agit sur la peau et l'ulcère au point de faire croire à l'existence de chancres ; de plus, le prépuce se tuméfie et j'ai souvent été consulté pour des phimosis dont la cause première avait été un simple herpès du prépuce.

Cette maladie guérit rapidement quand elle est combattue par un traitement bien dirigé. Le plus efficace consiste à faire quatre fois par jour entre le gland et le prépuce une injection avec la solution suivante :

R. Azotate d'argent cristallisé . . 2 grammes.
Eau distillée . . . . 150 .—

J'ai aussi employé avec succès, quand il est aisé de découvrir le gland, des lotions avec la solution de tannin dont voici la formule :

R. Tannin . . . . 4 grammes.
Eau distillée . . . . . . 100 —

Enfin, il est utile de tenir les parties malades dans un état de propreté absolue; on fera bien aussi d'isoler le gland du prépuce au moyen d'un petit plumasseau de charpie fine

L'herpès du prépuce est toujours symptomatique d'un vice du sang, le *vice herpétique*. Aussi, pour prévenir le retour de l'éruption, je soumets le malade à l'usage quotidien de l'eau d'Enghien ou de l'Eau-Bonne prises à l'intérieur, pendant un mois et aux bains de Barèges répétés trois fois par semaine. J'ai aussi recours aux pilules dépuratives au *chélidonium majus* que je fais prendre à la dose de deux à six chaque jour. Ces pilules, **préparées par un pharmacien distingué de Paris,**

M. H. Duflot (1), jouissent d'une efficacité incontestable dans le traitement des manifestations de l'herpétisme et de la syphilis.

Enfin, quelques purgatifs salins répétés à de courts intervalles assureront la rapiditité du traitement.

VÉGÉTATIONS OU CRÊTES DE COQ

On les appelle aussi : *framboises, fraises, poireaux*, selon la forme qu'elles affectent et l'aspect qu'elles présentent parfois. Ce sont des petites tumeurs riches en vaisseaux et de couleur rose ou rouge tirant quelquefois sur le jaune. Tantôt elles sont munies d'un pédicule, tantôt elles en sont dépourvues ; leur surface est fendillée, quelquefois comme hérissée de papilles et leur volume très-variable est parfois très-considérable. Leur cause n'est pas connue encore, ce qui est certain c'est qu'on les rencontre chez des sujets complétement indemnes de toute affection vénérienne. Elles ne sont pas contagieuses et leur seule gravité résulte de la tendance qu'elles ont à augmenter sans cesse de volume. Elles ont de plus l'inconvénient, quand elles ont acquis un certain développement, de laisser suinter un liquide d'une odeur extrèmement désagréable. Il importe donc de les faire disparaitre le plus tôt

---

(1) Rue Richer, 27.

possible et pour obtenir leur guérison, il n'existe
qu'un moyen, c'est de les détruire soit par la
cautérisation, soit par l'excision. Le plus souvent
je prescris l'usage d'un mélange à parties égales

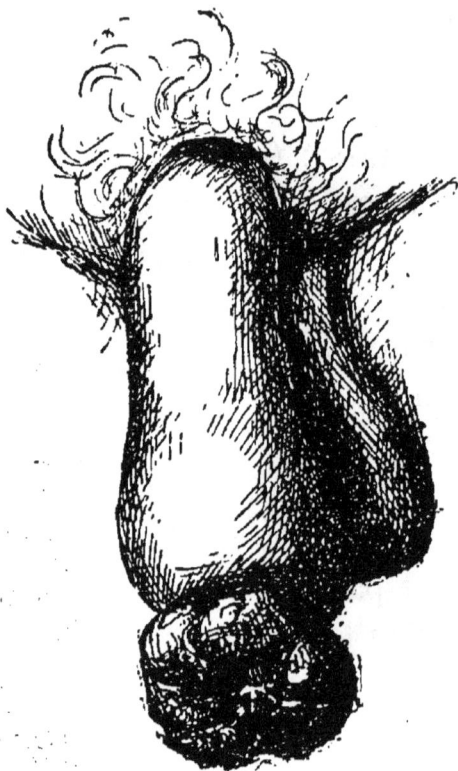

VÉGÉTATIONS
Framboisées du gland avec phimosis.

de sabine en poudre et d'alun pulvérisé. Au moyen
de cette poudre, le malade recouvre chaque jour
la surface de ses végétations et avant chaque pan-
sement il a soin de laver les parties malades. Il
faut que la couche de substance médicamenteuse

soit peu épaisse et le traitement continué jusqu'à la disparition complète des végétations. .

Quand ces excroissances charnues ont acquis un volume trop considérable, il faut les enlever avec des ciseaux ou les couper avec un fil. Lorsque les malades redoutent ces opérations, je cautérise les végétations avec de l'azotate d'argent ou de l'acide azotique, l'emploi de ces préparations exige de grandes précautions et je ne saurais trop recommander aux malades de ne pas trop se fier à eux-mêmes pour le maniement de ces substances.

DE L'HYDROCÈLE

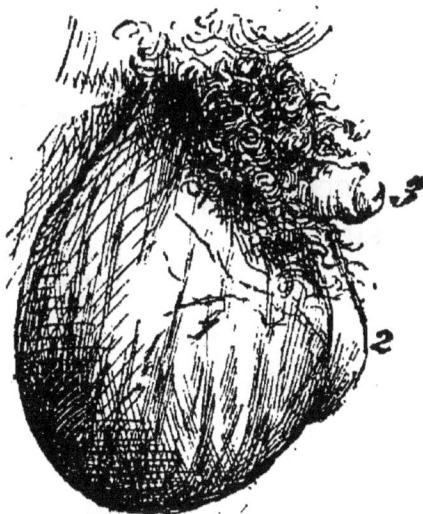

1 Bourse [côté droit] dont la tunique vaginale est gonflée par la sérosité qui forme l'hydrocèle. 2, Testicule gauche. — 3, Verge.

L'*hydrocèle* est un épanchement de liquide dans la tunique vaginale qui tapisse intérieurement les bourses. Le début de l'hydrocèle est obscur, cette affection étant presque toujours indolore et n'apportant aucune gêne dans les fonctions génito-urinaires Au bout d'un temps variable, le liquide s'accumulant sans cesse, les enveloppes du testicule prennent la forme d'une tumeur ovalaire, plus grosse en bas qu'à la partie supérieure. La peau distendue présente une surface unie et régulière et on peut constater que la tumeur est transparente en la plaçant entre l'œil et une lampe. Le malade ne souffre que de la gêne occasionnée par le volume de la tumeur, aussi, comme l'hydrocèle reste stationnaire, est-il nécessaire d'y porter remède, car il peut arriver que par suite de l'accroissement de son volume la verge se trouve masquée en partie et par suite gênée dans ses fonctions.

Le seul traitement efficace et qui est en même temps le plus simple, consiste à faire la ponction de la tumeur au moyen d'un trocart à canule ; lorsque tout le liquide est sorti, on injecte par la canule restée en place la solution suivante :

R. Teinture d'iode. . . . . 25 grammes.
Iodure de potassium . . . 4 —
Eau distil'ée . . . . . 60 —

On malaxe après l'injection la bourse du côté malade de manière à assurer le contact du médicament avec tous les points de la tunique vagi-

nale, puis on évacue le liquide injecté, on retire
ensuite la canule et on peut être assuré que l'hydrocèle ne récidivera pas après ce traitement.
Il faut avoir soin de ne pas injecter d'air avec la
seringue et de prescrire au malade un repos
absolu au lit. Quelques jours après l'injection, le
testicule que l'on a soin de tenir élevé devient
rouge, volumineux et comme enflammé, il suffit
de le tenir constamment enveloppé dans un
large cataplasme de farine de lin et bientôt ces
symptômes disparaissent.

L'*hydrocèle du cordon* est un épanchement de
liquide entre les divers éléments du cordon spermatique. Cette affection, peu grave d'ailleurs, est
caractérisée par la présence d'une tumeur indolente, allongée, à surface régulière et laissant
percevoir au toucher une résistance plus ou moins
marquée. Tantôt transparente, tantôt opaque,
elle est mobile et offre une certaine fluctuation.
Lorsque l'hydrocèle du cordon est d'un volume
peu considérable, il est préférable de s'abstenir
de tout traitement ; dans le cas contraire, on
aura recours comme pour l'hydrocèle de la tunique vaginale à la ponction et à l'injection iodée.

VARICOCÈLE

On a donné le nom de *varicocèle* aux varices
du cordon spermatique ; cette maladie occupe

presque toujours le cordon du côté gauche. Les causes qui la produisent sont : un bandage, l'existence d'une hernie épiploïque et surtout une certaine prédisposition individuelle.

Les symptômes sont d'abord un sentiment de pesanteur au testicule et le long du cordon, devenant plus manifeste après la fatigue et l'exercice physique ; le scrotum, devenu plus flasque, est relâché et allongé, et si l'on vient à palper le cordon, on y constate la présence d'une sorte de tumeur molle, pâteuse, irrégulière, non élastique, semblable à un paquet de ficelle placé sous la peau. Sous l'influence du repos et du froid, cette tumeur diminue et quelquefois disparaît pour reparaître bientôt. Il n'est pas rare que le varicocèle soit douloureux ; dans tous les cas, il constitue plutôt une infirmité gênante qu'une affection grave.

Un grand nombre de procédés ont été proposés pour le traitement curatif du varicocèle ; parmi eux la ligature des veines variqueuses, la compression, la cautérisation, etc. ; pour ma part, je me contente dans la majorité des cas d'indiquer seulement un traitement palliatif qui consiste dans l'usage d'un bon suspensoir maintenant bien les testicules et, par suite, calmant les douleurs. Lorsque le suspensoir est insuffisant, j'ai recours à un autre procédé qui consiste à faire remonter le testicule vers l'anneau et à presser légèrement la peau au-dessous de lui au moyen d'un petit instrument spécial.

CHAPITRE III
Maladies de l'appareil génital de l'homme
(Suite)

Du chancre simple ou chancre mou; — chancre mou gangreneux; chancre phagédénique ; — chancre serpigineux ;
— chancre térébrant. — *Adénite inguinale ou bubon. —
Traitement du chancre mou. — Traitement du bubon. —
Traitement du phagédénisme. — Chancre induré ou infectant. — Syphilis.* — Induration. — *Bubon syphilitique ou
pléïade ganglionnaire. — Des signes au moyen desquels
on distinguera un chancre simple d'un chancre syphilitique.— Traitement du chancre induré.* - *Syphilis constitutionnelle.* — Nomenclature des divers noms donnés à la
syphilis; le Pourpoint fermant à boutons où sont comprinses ·
les Déclinaisons de la grosse vérole. - *Recherches historiques et anecdotiques sur l'origine de la syphilis;* — la médecine chinoise et la syphilis vingt-sept siècles avant J.-C. — La
maladie de Job; — Priape à Lampsaque ; la syphilis dans
l'antiquité, au moyen âge. — La syphilis et la lèpre. — La
syphilis de la Renaissance ; — la syphilis de nos jours et
dans les diverses contrées du globe. — *Accidents secondaires
de la syphilis.* — Paques muqueuses; roséole syphilitique;
rhagades; tubercules plats; condylomes; syphilides papuleuses ; écthyma, acné, impetigo, lupus et psoriasis syphilitiques; alopécie, iritis et amauroses syphilitiques — *Accidents
tertiaires de la syphilis ;* — sarcocèle syphilitique; périos-
tite; ostéite; carie, nécrose; périostose; exostose; gommes.
— *Cachexie.* - *Syphilis héréditaire.* — *Traitement de la
syphilis ; curabilité de cette maladie; de l'emploi du mercure dans le traitement de la syphilis et des accidents
auxquels il donne lieu.* Traitement de la syphilis à la fin du
xvᵉ siècle.— Opinions des médecins sur l'efficacité et les
dangers du mercure. — le mercure rejeté du traitement de
la syphilis en Amérique.— *Aphorismes sur les effets du
mercure* dans la syphilis — Accidents dus au mercure ;
cachexie mercurielle. — *Traitement local des manifestations de la syphilis — Nouveau traitement de la syphilis
basé sur l'observation et sur l'expérience.*

DU CHANCRE SIMPLE OU CHANCRE MOU

Il existe deux sortes de chancre : le *chancre
simple* ou *mou*, qui est *non infectant*, et le *chancre*

induré ou *syphilitique*, qui donne lieu à une alteration spéciale du sang, la *syphilis*. Nous nous occupons tout d'abord du chancre mou que l'on a aussi appelé *chancroïde*, *chancrelle*, *etc.*, *etc.*

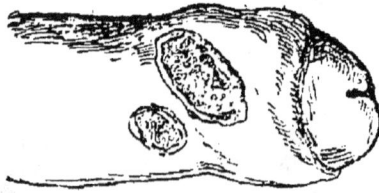

Chancres mous.

Il se présente sous forme d'une ulcération plus ou moins profonde intéressant l'épaisseur de la peau ou de la muqueuse et souvent les tissus placés au-dessous; il est de forme arrondie, ses bords sont irréguliers, taillés à pic, sa base est sans induration et c'est surtout ce caractère qui le distingue du chancre infectant ou syphilitique. Le fond du chancre mou est inégal, souvent recouvert d'une sorte de pulpe grisâtre, il sécrète en grande quantité un pus de consistance et d'aspect variable, presque toujours sanieux, roussâtre. Sa durée, très-variable, est le plus souvent assez longue et varie entre trois semaines et quatre mois; néanmoins, on peut dire qu'en moyenne il se cicatrise au bout d'un mois et demi. A ce moment, son aspect se modifie, la suppuration se ralentit, le fond de l'ulcération devient rose et se couvre de bourgeons charnus, ses bords s'affaissent et sa cavité se remplit, puis la cicatrisation s'opère de la circonférence au centre. Du chancre siégeant sur la muqueuse et parvenu à une cicatrisation complète, il ne restera aucune trace; mais s'il occupe la peau, il laisse derrière lui une cicatrice blanche et qui rappelle celle de la vaccination. Il est rare que le chancre simple soit isolé, le plus souvent il en existe plusieurs à la fois et dans un espace très-restreint; on les voit parfois s'étendre et se confondre en une seule ulcération. Les points où l'on rencontre le plus souvent le chancre mou sont le gland et le prépuce.

Dans des cas heureusement fort rares, le chancre simple devient gangreneux et alors, l'auréole inflammatoire qui l'entoure s'étendant rapidement se propage aux tissus environnants qui se gonflent et prennent un aspect qui les fait ressembler à l'érysipèle. L'ulcère laisse suinter un pus extrêmement fétide et autour de lui des lambeaux de chair morte s'enlèvent de place en place laissant derrière eux des plaies de bonne nature qui se cicatrisent rapidement. Je n'ai jamais observé cet accident que chez les malades soumis aux plus déplorables conditions hygiéniques et habituellement adonnés à l'ivrognerie.

La complication la plus fâcheuse du chancre non infectant est le *phagédénisme*, c'est-à-dire la tendance que présente. cette ulcération à s'étendre aux tissus environnants. On a donné le nom de *chancre serpigineux* au *chancre phagédénique* qui s'étend en surface; le *chancre térébrant* est celui qui gagne en profondeur.

Le chancre serpigineux affecte une forme et une marche des plus variables, il s'étend parfois avec une effrayante rapidité dans toute l'étendue de la verge qu'il creuse d'un sillon plus ou moins profond, jusqu'aux parois de l'abdomen. Le chancre térébrant ne fait pas moins de ravages, par les galeries qu'il se creuse à travers les tissus profonds; il détermine parfois des fistules, notamment chez la femme où on l'a vu mettre en communication le vagin et la vessie ou le vagin et le rectum. Lorsqu'un chancre prend le caractère phagédénique, sa surface grisâtre se recouvre d'une sorte de bouillie parsemée de points noirâtres; ses bords d'une rougeur livide, tantôt amincis, tantôt épaissis, se décollent et s'ulcèrent de place en place. La durée des chancres phagédénique est fort longue quand ils sont mal soignés. J'ai été consulté par un négociant de Moscou qui était atteint d'un chancre phagédénique remontant à quatre ans et demi et qui s'était **étendu jusqu'au pli de l'aine. J'ai remarqué que** la cause du phagédénisme était souvent due à l'usage des pommades au mercure, à l'alcoolisme, à une mauvaise hygiène et aux privations de toute nature.

ADÉNITE INGUINALE OU BUBON

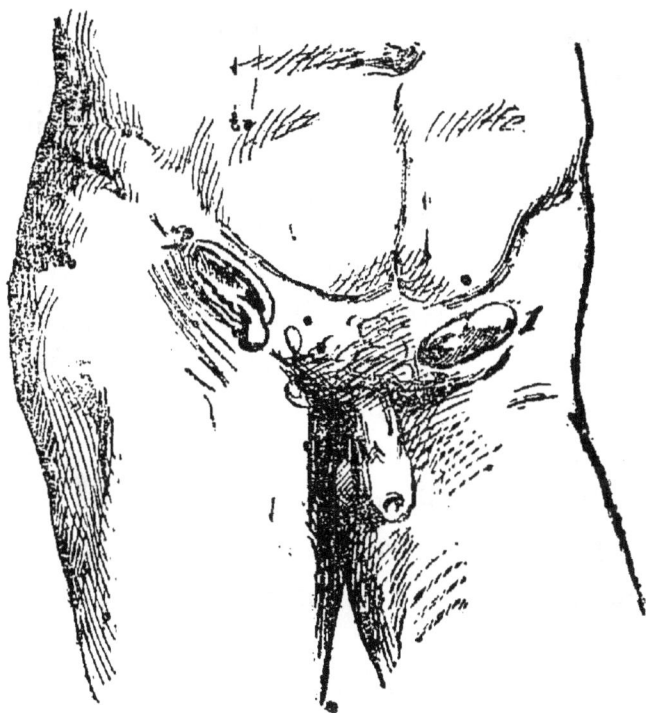

1, Bubon en formation. — 2, Bubon en suppuration.

La verge est pourvue d'un réseau très-riche de vaisseaux lymphatiques qui vont se rendre dans des ganglions situés dans l'aîne; or, il n'est pas rare que l'inflammation se propage du chancre mou à ces vaisseaux lymphatiques et de là aux

6***

ganglions qui se tuméfient alors considérablement. C'est cette complication que l'on désigne par les noms de : *bubon, adénite inguinale* et, dans le langage vulgaire : *poulain*. Au début, le bubon s'annonce par une sorte de gêne dans la région de l'aine, puis bientôt apparaît le gonflement des ganglions. A ce moment, si le malade se repose et se soumet à un traitement approprié, la maladie cède rapidement et tous les symptômes disparaissent ; dans le cas contraire, la douleur et la tuméfaction augmentent ; il se forme un abcès qu'il faut ouvrir par le bistouri et qui, s'il est abandonné à lui-même, s'ouvrira spontanément après avoir aminci et ulcéré la peau et qui, dans ce cas, laissera derrière lui une cicatrice difforme et indélébile. Chez les sujets lymphathiques, il est souvent difficile d'obtenir la guérison rapide d'un bubon suppuré, la cicatrisation se fera plus rapidement si le malade est soumis à un régime fortifiant.

TRAITEMENT DU CHANCRE MOU

Le chancre mou réclame toujours un traitement énergique et rapide, il ne faut pas perdre de temps si l'on veut éviter le phagédénisme et les autres complications fâcheuses qui peuvent survenir. Le traitement suivant sera employé **presque toujours avec succès.**

I° *Six pansements par jour avec de la char-pie fine imbibée de vin aromatique, d'alcool camphré ou trempée dans la solution suivante :*

    R. Tartrate ferrico-potassique. . 10 grammes.
       Eau distillée 60   —

II° *Si la cicatrisation tarde à se manifester, toucher chaque jour le chancre avec le crayon d'azotate d'argent ou avec un pinceau trempé dans la solution suivante :*

    R. Azotate d'argent cristallisé . . 2 grammes.
       Eau distillée 30   —

III° *Alimentation fortifiante ; vins généreux; s'abstenir de boissons spiritueuses.*

TRAITEMENT DU BUBON

Pour arrêter le bubon dans sa marche et pré-venir la suppuration, il faut :

I° *Garder le repos absolu ;*

II° *Faire trois onctions par jour sur la tu-meur et sur les parties voisines, avec la pom-made suivante :*

    R. Iodure de potassium . . . 4 grammes.
       Iode métalloïdique . . . . 0,50 centigr.
       Axonge fraîche. . . . . . 30 grammes.

Quand il existe des douleurs vives et une rou-geur inflammatoire considérable, je conseille de tenir constamment sur la tumeur des cata-plasmes de farine de lin, sans cesser l'usage de la pommade. Lorsque le traitement n'a pas été suivi assez tôt et que du pus s'est formé dans la tumeur, il ne faut pas hésiter à ouvrir l'abcès avec le bistouri ou mieux encore à l'aide du séton ; on panse ensuite la plaie avec de la charpie enduite de cérat et on lotionne la surface avec du vin aromatique trois ou quatre fois chaque jour. En même temps, on soumet le malade à un traitement fortifiant *(viandes noires grillées, vins généreux, quinquina, etc.)*.

TRAITEMENT DU PHAGÉDÉNISME

Le malade doit avant tout suivre un régime très-fortifiant ; de plus, avant chaque repas, il prendra une cuillerée à bouche de l'élixir suivant :

R. Tartrate ferrico-potassique . . . 10 grammes.
Arséniate de soude. . . . . . . 50 milligr.
Rhum vieux . . . . 60 grammes.
Sirop d'écorces d'oranges amères . 350 —

Comme traitement local, il faut avoir recours aux cautérisations avec l'azotate d'argent ou avec un mélange à parties égales d'acide sulfurique et de charbon végétal. On fera cinq ou six pansements chaque jour avec de la charpie trempée dans une solution à parties égales de tartrate de fer et de potasse et d'eau distillée.

CHANCRE INDURÉ OU INFECTANT. — SYPHILIS

Avant d'aborder la question de la *syphilis*, nous allons faire connaître les caractères propres au chancre induré qu'on appelle aussi : *chancre infectant, chancre syphilitique, chancre à vérole.*

Il n'est pas rare que le chancre induré se présente avec tous les caractères du chancre mou ; mais, dans d'autres cas, au lieu de débuter par l'éruption d'une pustule, il se montre d'abord sous la forme d'une papule ou d'une rougeur la plupart du temps indolente, s'ulcérant peu à peu et offrant alors une plaie plus lisse et moins déchiquetée que le chancre simple et dont les bords peu saillants se confondent insensiblement avec la muqueuse ou la peau. Le plus souvent, le chancre induré apparait au bout de huit ou quinze jours après un coït impur, quelquefois aussi il ne se montre qu'après une période de trente à quarante-quatre jours. On le rencontre sur tous les points du corps, ce qui le différencie du chancre mou que l'on n'observe jamais à la face ; il a pour siége de prédilection le prépuce, l'enveloppe cutanée de la verge et des testicules et le canal de l'urèthre. Le caractère distinctif du chancre syphilitique est l'*induration* des tissus qui l'environnent, induration qu'il ne faut pas confondre avec celle qu'on observe quelquefois autour du chancre mou et qui est d'origine purement inflammatoire et non spécifique. Un des premiers syphiliographes français, Thierry de Héry, avait déjà constaté ce caractère typique :

« Tous praticiens méthodiques, écrivait-il en
« 1569, témoignaient que le plus certain signe
« en toutes pustules et ulcères, est une dureté
« en la racine, de sorte que les ayant curieuse-
« ment disséquées, on les trouvera farcies d'une
« matière gypseuse et blanche ». Néanmoins, il
faut qu'on sache bien qu'un chancre peut donner
la syphilis sans présenter l'induration spécifique.
Les tissus qui offrent cette induration sont durs
au toucher, élastiques, indolents, et le noyau
qu'ils constituent, bien limité, donne au doigt la
sensation d'une petite bille de marbre qu'on aurait introduite sous les tissus ; l'induration n'affecte pas toujours une forme sphérique, mais elle
tend à s'en rapprocher. En général, elle se manifeste du huitième au dixième jour qui suit l'apparition du chancre, quelquefois plus tard, pour
disparaître seulement quand l'ulcération se cicatrise.

Le chancre induré est plus tôt cicatrisé que
les chancres mous ; sa durée est courte et
varie de vingt-cinq à trente-cinq jours ; au bout
de ce temps il se cicatrise par un travail de ré-
paration assez semblable à celui que nous avons
indiqué pour le chancre mou. Il ne laisse pas de
traces sensibles sur les membranes muqueuses ;
mais, s'il siége sur la peau, la place qu'il occu-
pait est marquée par une tache brune qui ne

s'efface parfois qu'au bout d'un temps très-long. Le chancre syphilitique devient rarement phagédénique ; dans tous les cas il fait moins de ravages que le chancre mou présentant cette complication. En résumé, considéré seulement comme plaie locale, le chancre syphilitique n'offre aucune gravité, car le plus souvent il se cicatrise seul et sans les secours de l'art, mais à un autre point de vue, celui de l'infection générale de tout l'organisme, il n'en est plus ainsi, puisque la syphilis avec son effrayant cortége de symptômes va bientôt faire son apparition.

BUBON SYPHILITIQUE OU PLÉIADE GANGLIONNAIRE

Lorsqu'un chancre induré siége à la verge, il agit d'une façon spéciale sur les ganglions lymphatiques de l'aîne qui, tuméfiés, durs et indolents, forment sous la peau une sorte de chapelet à gros grains, auquel on a donné le nom de pléïade ganglionnaire, c'est le bubon du chancre syphilitique ; affectant toujours plusieurs ganglions, ne suppurant jamais et offrant l'indice le plus certain de l'infection syphilitique. Cet engorgement des ganglions a une durée souvent fort longue et il n'est pas rare de trouver encore la pléïade ganglionnaire, plusieurs mois, des années même, après l'infection syphilitique.

DES SIGNES AUXQUELS ON DISTINGUERA UN CHANCRE
SIMPLE D'UN CHANCRE SYPHILITIQUE

Disons tout d'abord que ce diagnostic est souvent fort difficile, même pour les médecins qui ont une très-grande habitude des maladies vénériennes.

Lorsqu'un chancre est induré, il faut observer sa marche pendant quelques jours pour bien s'assurer que cet induration est le résultat de l'infection syphilitique et qu'elle n'est pas due à l'action irritante des topiques que l'on aura appliqués sur le chancre. L'induration due à l'action des topiques diparaîtra rapidement; celle qui est spécifique, au contraire, ira en augmentant et sera bientôt accompagnée du chapelet ganglionnaire.

Par contre, si un chancre n'est pas accompagné de l'induration caractéristique, il n'en faut pas conclure qu'il n'est pas infectant et dans ce cas, il faut encore attendre avant d'avoir un diagnostic certain, car il est d'observation que certains chancres, notamment ceux qui occupent le pourtour de l'anus et le milieu du gland sont rarement indurés, bien que souvent ils soient syphilitiques. Dans ce dernier cas, l'adénite des ganglions de l'aine sera encore un moyen précieux de diagnostic. Si elle se présente sous forme de chapelet, on en conclura qu'il y a infection ;

si, au contraire, un seul ganglion est enflammé, c'est que le chancre est simple et non infectant.

TRAITEMENT DU CHANCRE INDURÉ

Il n'est pas toujours aisé de distinguer à première vue, comme je l'ai déjà dit, un chancre simple d'un chancre induré ; dans tous les cas, pour le traitement de ce dernier on aura recours à la même médication que celle que j'ai indiquée pour le chancre mou. Le chancre induré guérit d'ailleurs avec une grande rapidité et il suffit, le plus souvent, de le panser cinq ou six fois par jour, simplement avec du calomel. Dans les cas assez rares ou il se complique de phagédénisme, on aura recours au traitement que j'ai indiqué pour cet accident (voyez : *Traitement du phagédénisme).*

SYPHILIS CONSTITUTIONNELLE

La syphilis est une maladie constitutionnelle contagieuse, se transmettant le plus souvent par les rapports sexuels, quelquefois héréditaire, et caractérisée par une série de phénomènes que nous allons étudier.

Il n'existe pas de maladie qui ait reçu plus de noms que la syphilis :

Nul ne sceut oncques luy bailler propre nom
Nul médecin tant eut-il de renom.
Jung la voulut Sahaphati nommer
En Arabie, l'autre a peu estimer

Que l'on doit dire en latin Mentagra.
Mais le commun quand il la rencontra
La nommait gorre, ou la vérolle grosse,
Qui n'espargnoit ne couronne ne crosse.
Ainsi l'ont dit, les flammens et piquars.
Le mal francoys la nomment les lombars,
Si a encores d'autres noms plus de quatre,
Les Allemans l'apellent groitte blatre
Les Espaignolz lesboues l'ont nommée,
Et dit on plus que la puissante armée
Des fors francois a grant peine et souffrance
En Naples l'ont conquise et mise en France,
Dont aucuns d'eulx, le souvenir la nomment
Et plusieurs faictz sur ce comptent et somment.
Les Souoyliens, la clauela la disent.
Vela comment plusieurs gens en deuisent,
Vela comment amours le ieune yurongne
A fait aux gens grant dòmaige et vergògne (1)

Il serait trop long d'énumérer ici tous les noms qui servirent à désigner la syphilis vers le commencement du xv° siècle, nous nous bornerons à faire connaître les principaux : en France, on l'appela *vairole* ou *grosse vérole ;* en Espagne, *las bubas* ou *boas ;* en Picardie et dans les Flandres, *les poques ;* en Toscane, *il malo delle bolle ;* à Gênes, *lo male de le tavelle ;* en Lombardie, *lo male delle bozzole ;* le nom de *syphilis* a pris son origine dans le poème latin publié par Fracastor sur cette maladie.

---

(1) Le *Triumphe de très-haulte et puissante dame Verolle, Royne du Puy d'Amours,* nouuellement composé par L'inuenteur de menus plaisirs honnestes (MDXXXIX).

Je trouve dans un autre vieil ouvrage de 1540, le *Pourpoint fermant à boutons, où sont comprinses les déclinaisons de la grosse vérolle,* une énumération complète des noms pittoresques qui furent, à cette époque, donnés à la maladie qui nous occupe. Je reproduis un passage qui offre un grand intérêt, en raison surtout de la rareté de ce livre dont l'auteur est resté inconnu.

« La déclinaison casuelle du povre cas et acci-
» dent, fortuit, dubitable et subit aussi, qui sur-
» vient sans dire gare trop tost et par trahison,
» le quel s'appelle la traistre maladie, l'égritude,
» l'enfermeté, la langueur, la douleur, la lan-
» gonie, la povreté, la male adventure véné-
» ricque, avecques les plainctz, pleurs, souspirs,
» lamentations et regrectz, dont sont héritiers
» perpétuels et vrays possesseurs tous chevaliers,
» errans, courans, bruyans, la contre-lance,
» ferme et royde, en lice mal couchée, sans
» bougie ne lunettes, sur les parties et régions
» des basses marches de ma dame Venus, comme
» au long sera déclairé aux seigneurs cecy lisans :

« DIFFINITION QUIDDITATIVE,

« SANS DIVISION SUBSTRACTIVE

» *Nominativo — Hic, Hoec* et *Hoc :* La grosse
» vérolle, la galle de Naples, le pourpoint à bou-
» tons, la brigandine clouée, la gaillardise, la

» mignonnise, la pomperie, l'estringue, la ve-
» ringue, la haringue, la ruade, la friscade, la
» penade, le jaffart, le jarrou, les cirons en coque
» et le plat aux cerises, le mal incogneu, la
» happelourde, la trahison, la fortune, la malen-
» contre, la meschanceté, la sorcerie, l'enchante-
» ment, la diablerie, la glux, la plége, le rayseul,
» le fillê, le laz courant, le collier, la chausse-
» trape, le mal du creux, le mal du fourché, le
» mal de Nyort, le maujoinct, le mal du carre-
» fourg de Poictiers, le mal du trou qu'on ne
» peult clorre, le mal des rains, le mal des rou-
» gnons chargez, le mal du bas percé, le mal
» de la cassette aux ceons, le mal du boisseau à
» mesurer les andouilles, le mal qui se porte, le
» mal punais, le mal de prester sans jamais
» rendre, le mal de longue raye, le mal de malle
› rage, le mal de broche en cul, le mal de cham-
» pelu, le mal du gouffre, le mal privé, le mal
» sauvaige, le mal de maumissére, le mal de
» maupertuis, le mal de mal y entras, le mal du
» Clo-Bruneau, le mal des aveugles. »

RECHERCHES HISTORIQUES ET ANECDOTIQUES SUR L'ORIGINE DE LA SYPHILIS

La syphilis est une maladie d'origine fort ancienne, on en trouve des descriptions dans des
ouvrages de médecine chinoise dont l'un remonte

jusqu'au xxviie siècle avant l'ère chrétienne ; les ouvrages de médecine de l'Inde en font également mention dès le commencement du ve siècle avant Jésus-Christ. Sonnerat dans son *Voyage aux Indes et à la Chine,* à propos du culte de Vénus, nous transmet l'histoire de *Cira* qui s'était adonné aux excès vénériens et dont les organes génitaux furent détruits par la gangrène qui envahit le monde en se transmettant des femmes aux hommes. Les passages de la Bible relatifs à la maladie de Job indiquent bien que cette maladie était la syphilis, et non le scorbut, comme on l'a dit. Les écrits d'Hippocrate ne renferment aucun passage qui puisse faire croire que la syphilis était connue du père de la médecine. Mais, d'autre part, les traditions mythologiques sont assez souvent propres à nous fournir des renseignements ; c'est ainsi que, d'après Natalis Comes, Priape, fils d'Aphrodite et de Bacchus, ayant séduit les femmes de Lampsaque, sa ville natale, fut expulsé pour cette raison par les habitants. Les dieux les punirent en leur envoyant une très-grave maladie des organes génitaux et ils ne purent conjurer leur mauvais sort qu'en rappelant Priape.

Dom Chrysostome rapporte la tradition d'après laquelle Aphrodite, pour châtier les femmes de Lesbos, leur avait envoyé une maladie des aisselles : *C'est ainsi*, ajoute-t-il, *que la colère divine a détruit le nez de la plupart d'entre vous, et c'est de là que vient ce son particulier.* Plusieurs médecins romains semblent avoir observé la syphilis, notamment Celse et Arétée. Galien parle des douleurs ostéocopes et Marcellus Empiricus d'une ulcération serpigineuse des tibias.

Au moyen-âge l'existence de la syphilis nous a été révélée par un grand nombre de manuscrits dont l'un, datant du IXe siècle, fait mention des rapports qui peuvent exister entre les maladies des organes de la génération et les affections de l'anus. A la fin du XIVe siècle, Valescus de Tarente donnait des chancres syphilitiques une excellente description dont voici la traduction :

« Des ulcères et des pustules se forment sur la
» verge et quelquefois, par le fait des mauvais
» soins et de l'induration, elles deviennent chan-
» creuses à tel point que quelquefois toute ou
» partie de la verge est perdue.... Les causes
» peuvent être primitives telles : le coït, avec
» une femme puante, malpropre ou cancé-
» reuse... J'ai vu certains de ces malades mou-
» rir parcequ'ils n'avaient consulté que trop tard
» un bon médecin. Leur verge était couverte
» dans toute son étendue d'un ulcère chancreux
» avec induration, elle était ronde comme un
» navet et le sujet qui en était affecté était déjà

» pâle et à demi mort. » On ne peut douter que les lignes dont je viens de donner la traduction ne fassent allusion au chancre induré. Déjà, M. Littré avait signalé dans un manuscrit du XIIIe siècle, la phrase suivante : « La verge est » affectée à la suite du coït avec des femmes » immondes, soit par suite de l'altération du » sperme, soit par le contact avec une humeur » vénéneuse sur le col de la matrice, en effet, » la verge est infectée et *parfois elle infecte le* » *corps entier.* »

Tout porte à croire que la lèpre du moyen-âge n'était autre chose que la syphilis avec son formidable cortège d'accidents graves. La lèpre, affection rare et qui n'est pas contagieuse, était alors confondue avec la syphilis et considérée comme très-contagieuse ; l'exemple suivant en fait foi. Gordon, médecin de Montpellier, dans un ouvrage imprimé à Venise en 1496, rapporte le fait suivant : « Une comtesse lépreuse vint à » Montpellier et je fus chargé de la soigner » vers la fin ; un bachelier en médecine que » j'avais placé près d'elle partagea malheureuse- » ment son lit ; elle devint grosse et lui prit la » lèpre. » La comtesse était, à n'en pas douter, affectée de syphilis. Plus tard, en 1525, Michel Scot écrivait : « *Lorsqu'une femme a un écou-* » *lement et qu'à ce moment un homme la con-* » *naît, sa verge est facilement affectée, comme*

» *on l'observe chez les jeunes gens qui, ignorant*
» *ce fait, sont tantôt infectés par la verge,*
» *tantôt frappés par la lèpre.* »

Vers la fin du xve siècle, la syphilis sévit dans toute l'Europe et fit un grand nombre de victimes. Dès l'année 1493 on la voit apparaître dans plusieurs états de l'Allemagne, en Lombardie et en Auvergne. Dès l'an 1496, le Parlement de Paris édicte des mesures sanitaires contre la *grosse vérole* qui *depuis deux ans en ça, a eu grant force en ce royaulme.* On donna à la syphilis le nom de *mal français,* parce qu'elle commença à sévir par toute l'Italie au moment du siége de Naples par Charles VIII, roi de France en 1494.

Aujourd'hui la syphilis existe dans presque toutes les contrées du globe, mais avec des caractères d'intensité fort variables ; d'une manière générale, on peut affirmer qu'elle offre de nos jours des symptômes beaucoup moins graves que lors de la grande épidémie de la fin du xve siècle. M. Armand, dans ses lettres publiées en 1862 sur l'expédition de Chine et de Cochinchine, dit :
« Cette maladie, qui est la première de toutes à
» redouter en arrivant en Chine, se trouve par-
» tout, et la plus grande fréquence est en raison
» de l'agglomération des masses et de leur plus
» grande fréquentation par les étrangers. Mais
» de plus, les affections vénériennes qui y sont

» contractées par les Européens, prennent un
» caractère de suracuité et de gravité qui n'est
» pas en rapport avec les accidents éprouvés par
» les Chinois. Leurs vénériens ont rarement le
» teint altéré, et souvent chez eux, chez leurs
» femmes surtout, la contagion se cache sous
» les apparences d'un bel état de santé. On dirait
» que la Chine a subi, depuis des milliers d'an-
» nées, une sorte de syphilisation générale qui
» a atténué progressivement l'infection virulente
» dans les organismes qui en sont atteints. »

Au Japon, où la prostitution était, du moins il
y a quelques années encore, tenue en grand
honneur, la syphilis est très-fréquente et peu
grave, on l'y appelle le *feu de la volupté;*
bénigne en Égypte, cette maladie est commune
et beaucoup plus grave en Afrique où elle sévit
sur les Kabyles, autant que sur les étrangers.
Elle a depuis longtemps aussi fait son apparition
dans l'Afrique centrale surtout dans le Darfour·
Au centre de l'Afrique du Sud, elle est très-rare
au contraire et très-bénigne, puisque le docteur
Livingstone affirme qu'elle guérit même spontanément : « Ce mal affreux, dit-il, ne persiste
» jamais sous aucune forme dans l'intérieur de
» l'Afrique, chez les indigènes dont la race n'a
» pas été croisée. Il en est autrement pour les
» individus de sang mêlé. Chez les mulâtres que

7·

» j'ai été appelé à soigner, la violence des
» symptômes secondaires a toujours été en pro-
» portion de la quantité de sang européen qui
» coulait dans les veines du malade. »

SYPHILIS CONSTITUTIONNELLE — ACCIDENTS SECONDAIRES

Les accidents secondaires de la syphilis étaient autrefois d'une intensité vraiment redoutable. Un vieil auteur dont je vais citer un passage nous en a laissé une description qui, pour être écrite en style rabelaisien, n'en paraît pas moins fort exacte :

« Les gros boutons hastiviaulx, dit l'auteur du
» *Pourpoint fermant à boutons*, les prunelles,
» les senelles, les groyselles en forme de noyaulx
» de pesche, les escharboucles saulvages, les
» grosses perles de Occident qui reluysent comme
» gomme de prunier, le dyamant à dure taille,
» en coque de lymatz et couleur de damas viol-
» let, les crapaudines mal brunies portant di-
» verses faces qui suyntent et desgoutent eau,
» pire que fillet, comme vuystres en l'écaille qui
» sont fresches peschées, lesquelles apparoissent,
» de entrée de table en lieu de cresson et pour
» le premier plat, au fronct, aux temples, sur les
» oreilles, au col, aux plis des bras, au petit
» **joly et gentil ventre, au jardin d'amours, entre**

» les deux tetons, entre les espiulles, en l'eschine,
» aux aisnes, aux gras des cuisses et des jambes,
» aux plis des jarretz et ailleurs, *a planta pedis*
» *usque ad verticem capitis....* — Les playes,
» les ulcères grandes, longues, larges, profondes,
» chancreuses, puantes, bavantes, fumantes,
» virulentes, siriloticques; indagues, adustes et
» estiomenées, portant les grosses baulièvres
» superflues, surmontées de couleur my-jaulne,
» verde et plombée en more demye meure, qui
» corrodent, mordignent et altèrent les nerfs,
» les veines, les artères, les musculles, les cartil-
» lages, les liens, pénétrantes jusques à la subs-
» tance médullaire, dont les os demeurent dé-
» couvers, deschargez, putréfiez, estiomenez, en
» couleur de craye de charbonnier, rudes comme
» les escus de Michau du four... les nodesitez,
» les durillons, les humeurs, les enfleures en-
» gourmées apparoissantes au fronct en lieu de
» fronteau, en l'eschine, d'ont sont bossus à doz
» d'asne, aux grèves et sur les oz des jambes,
» d'ont elles sont plyées et voultées en pantoéz
» de boucherie, aux joinctures des doigtz, d'ont
» ilz sont crochus, retirez et acourcis, aussi
» droictz que branche d'un viel mellier, les
» ortails podagrisez, mongonnez, ongounez en
» forme d'une grosse nouzille... La grille, la
» broche chaude et le farcin entre les doygtz et

» aux creux des mains, d'ont elles sont dures et
» esperses, raboteuses et farineuses et rudes
» comme la peau d'ung chien marin, en couleur
» et forme de la pelure d'un vieil fromage... Les
» goutes froydes, les goutes chaudes qui abré-
» vient et retirent les nerfs sensitifs et narcotiz
» depuis la région cérébrale jusques ès basses par-
» ties infinies et aussi perdables, qui divertissent et
» occupent d'habitude et mouvement du povre
» corps humain, d'ont il est de serment de ne
» saulter, ne courir, mais de aller tout bellement
» en roue de horloge ou comme ung cheval en-
» cloué des quatre piedz ; car, quand le souvenir
» leur vient, il leur fait tordre la gueulle, rechi-
» gner, maugraier, despiter, jurer, blasphémer,
» se donner au dyable et qui premier jamais
» aporta la rusterie en France, et desirent estre
» delà les mons à l'enseigne de la Teste-Noyre...
» Le vénérable et glorieux confesseur monsieur
» sainct Chouard, lequel porte pour mémoire et
» souvenir, le nez rongneux, la teste crossue,
» vermoulue, tortue, la peau du dos martelée,
» chauderonnée, frassillée en courcaillet qui se
» tire, en andouille trop sallée qui se fend et dis-
» perse sur la grille, d'ont lui demeure le corps
» pertuysé en col de lamproye à cause des coups
» de artillerie qu'il a reçeuz, comme de couleu-
» vrines à crochet, faulcons, serpentines et autres

» pièces, plus à douter et craindre que fouldre ne
» tempeste . . . .

. . . .

> « A cinq cens dyables la vérolle
> » Et l'ord vaisseau où je la prins !
> » Je n'ai dent qui ne branle ou crolle
> › A cinq cent dyables la vérolle !
> » La goutte si me rompt et rolle
> » Et suis d'ulcères tout esprins,
> » A cinq cens dyables la vérolle
> » Et l'ord vaisseau où je la prins ! »

Il importe ici de faire connaître d'une façon plus scientifique la marche et les accidents de la syphilis. Les symptômes secondaires ou consécutifs qui caractérisent cette affection constitutionnelle se manifestent après un temps extrêmement variable, rarement avant un mois après l'infection, plus rarement encore après six mois. Souvent, je dois le dire, j'ai vu les accidents secondaires se montrer avant la disparition des accidents primitifs. Les phénomènes que l'on observe tout d'abord sont des maux de tête, des douleurs vagues prenant quelquefois un caractère aigu, mais ces prodromes ne sont pas constants. Les premiers symptômes secondaires sont les *plaques muqueuses* et la *roséole syphilitique.*

Les plaques muqueuses peuvent se rencontrer sur un grand nombre de points, mais surtout dans la bouche, aux lèvres, à la langue, aux amygdales, aux organes génitaux, à l'anus et entre les orteils où elles prennent le nom de *rhagades*. Lorsqu'elles prennent la forme de *tubercules plats*, elles ont l'aspect d'une plaque un peu saillante, arrondie ou elliptique, d'une étendue variant entre cinq et dix millimètres, d'une coloration variant entre le rose et le rouge violacé et dont les bords se renversent parfois en forme de champignon, elles constituent alors ce qu'on appelle les *condylomes*. La surface de ces syphilides laisse suinter un liquide séro-purulent qui les baigne constamment et qui, suivant la région occupée par l'éruption, le front et les membres, par exemple, se transforme parfois en une croûte jaunâtre, transparente qui dépasse la circonférence du tubercule. Mais, partout où les surfaces sont exposées à un frottement, comme à l'anus ou à la vulve, les plaques muqueuses ne se couvrent pas d'une croûte, elles sont plutôt en quelque sorte nacrées et offrent une teinte blanche tirant sur le gris. Sur les membranes muqueuses, dans la bouche surtout, elles forment une élevure peu marquée offrant une coloration opaline. Les tubercules plats s'ulcèrent parfois, surtout au pourtour de l'anus et ils sont alors le siége de douleurs souvent très-vives, leurs bords sont durs, **taillés à pic et leur surface saigne avec la plus grande facilité.**

La *roséole syphilitique* ou *syphilide exanthé-
matique*, habituellement très-fugace puisque sa

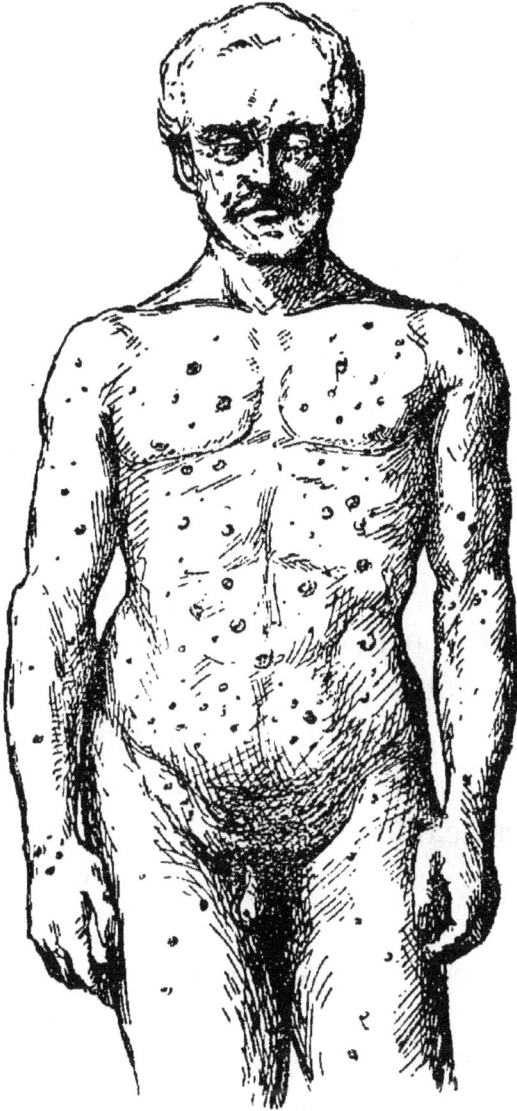

Syphilide papuleuse.

durée est parfois de quelques minutes seulement,

envahit successivement le tronc, les membres et
la face; puis, les taches rosées qui la constituent,
perdent rapidement leur couleur pour disparaître
bientôt sans laisser de trace et sans avoir causé
aucune sensation. La roséole syphilitique semble,
en résumé, n'être qu'une forme très-légère de la
syphilide papuleuse dont la marche est la même.
En effet, les papules syphilitiques apparaissent
en même temps ou presque en même temps que
la roséole, puis on voit leur couleur rouge pâlir
peu à peu, prendre une teinte cuivrée ou d'un
gris brunâtre et disparaître aussi sans laisser de
traces.

Les autres maladies de peau de nature syphilitique sont l'*ecthyma* et l'*acné* qui se présentent
sous forme de pustules, l'*impetigo syphilitique*
dont les pustules se couvrent d'une croûte, le
lupus syphilitique qui affecte parfois une forme
serpigineuse, le *psoriasis syphilitique*, caractérisé par des écailles quelquefois très-dures. On
reconnait que ces syphilides sont de nature spécifique aux signes généraux suivants, qui servent
à les distinguer des affections de la peau qui ne
sont pas sous la dépendance de cette diathèse.
Les syphilides ont une coloration rouge cuivrée
plus ou moins foncée et très-accentuée, surtout
dans les syphilides pustuleuses et papuleuses;
elles se montrent par groupes affectant une dis-

position circulaire ou demi-circulaire, ne s'accompagnant jamais de démangeaison. A ces caractères, il faut ajouter la tendance aux ulcérations circulaires profondes, à bords saillants et taillés à pic, déchiquetés et suintant une matière sanieuse, fétide, dont la dessication donne lieu à la formation de croûtes s'épaississant par stratifications successives et de couleur noirâtre, tombant lorsque la cicatrisation est complète et laissant après elle une cicatrice arrondie, excavée, à bords primitivement violacés et cuivrés et prenant plus tard une coloration blanche qui ne disparaît jamais.

Ces accidents secondaires s'accompagnent de la chute des cheveux, cils, sourcils *(alopécie syphilitique),* d'ulcération des membranes muqueuses, surtout dans la bouche, où elles peuvent s'étendre jusqu'aux os qu'elles détruisent et perforent, et dans le nez, dont elles détruisent les os et les cartilages. Ces ravages ne sont pas moins redoutables du côté du larynx dont les cordes vocales et l'épiglotte sont aussi, si on n'y prend garde, exposés à une destruction rapide.

Du côté des yeux on observe aussi des complications graves, notamment l'*iritis syphilitique* et l'*amaurose spécifique.* En résumé tout l'organisme est infecté et, si le sujet n'est pas soumis à un traitement bien dirigé, l'affection continue sa marche et les symptômes graves de la syphilis tertiaire ne tarderont pas à éclater.

SYPHILIS CONSTITUTIONNELLE — ACCIDENTS TERTIAIRES

Le premier accident de la syphilis tertiaire, celui qui marque en quelque sorte la transition entre cette phase de la maladie et la période secondaire, c'est le *sarcocèle syphilitique*. C'est une affection du testicule caractérisée par une augmentation de volume de l'organe, sans douleur bien marquée au début; après un temps variable, les symptômes s'accusent davantage, le testicule devient plus gros, plus dur, il est divisé en segments offrant des aspérités de la grosseur d'un petit pois; l'épididyme hypertrophié se déforme et se pelotonne en quelque sorte, puis, la maladie suivant sa marche, l'organe s'atrophie et finit par disparaître ou par se transformer en une substance osseuse, cartilagineuse ou fibreuse. Le système osseux semble être le siège de prédilection des accidents tertiaires; se sont d'abord les *douleurs ostéocopes* apparaissant pendant la nuit; affectant de préférence les tibias et présageant souvent une *périostité* ou une *ostéite*, puis viennent les *caries*, les *necroses*, les *periostoses* et les *exostoses*. Puis, surviennent encore les *gommes* appelées aussi *tumeurs gommeuses, tubercules tertiaires,* se développant dans le tissu cellulaire sous-muqueux et sous-cutané, surtout dans la région du dos, sans qu'aucune douleur, aucun symptôme ne révèle leur évolution. Grosses d'abord comme une tête d'épingle, elles se développent lentement, atteignent le volume d'une grosse noisette, et alors, la peau qui les recouvre, restée jusqu'alors intacte, s'enflamme, adhère à la tumeur gommeuse, se distend, s'amincit et laisse suinter un pus de mauvaise nature, mal lié, dù à la suppuration de la gomme qui en s'éliminant fait place à un ulcère arrondi, à bords durs, épais, taillés à pic, à fond sale et grisâtre, offrant, en un mot, l'aspect de toutes les ulcérations de même nature et la même tendance à s'étendre et à envahir les tissus voisins. Lorsque, sous l'influence du traitement que nous indiquerons plus loin, ces lésions disparaissent comme par enchantement, elles laissent derrière elles une cicatrice semblable à celles des brûlures. La gomme est toujours un symptôme grave, parce qu'elle indique que l'infection syphilitique est très-profonde, et comme cette lésion peut s'étendre au cerveau, au foie, aux poumons, au cœur et à d'autres viscères importants, il importe de se soumettre à un traitement énergique.

CACHEXIE SYPHILITIQUE

Sous l'influence d'un traitement mal dirigé ou de l'abus des préparations de mercure, la cachexie syphilitique apparaît comme l'expression la plus élevée de la terrible diathèse. On la voit survenir tantôt dans la période des accidents secondaires, le plus souvent dans la période des accidents tertiaires. On l'observe surtout chez les sujets d'une constitution lymphatique, faible ou délabrée par les excès de tout genre. La cachexie syphilitique se manifeste d'abord par la perte de l'appétit et un affaiblissement général; la peau ridée devient sèche et terreuse. Les accidents syphilitiques dont elle est le siége tendent à gagner en étendue, le pourtour des ulcérations présente une coloration violette, le fond tantôt d'un gris sale, tantôt d'un brun foncé, secrète un pus sanieux; le corps tout entier exhale une odeur infecte particulière à cet état. Une fièvre lente, plus violente le soir, s'empare des malades qui, affaiblis par une diarrhée que rien ne peut arrêter et par une toux qui ne leur laisse aucun repos, tombent dans un marasme profond et la mort vient bientôt mettre un terme à leurs souffrances.

SYPHILIS HÉRÉDITAIRE

Le père ou la mère peuvent transmettre la syphilis à leurs enfants par voie d'hérédité. Nous n'insistons pas sur l'importance que nous offre la connaissance de ce fait. On comprendra sans peine que si le père et la mère sont sous l'influence d'accidents syphilitiques au moment où la conception a lieu, l'infection de l'enfant qui naîtra est presque inévitable. On trouvera au chapitre de l'*Hygiène de la génération* les indications qui ont pour but d'éviter l'hérédité de la syphilis.

TRAITEMENT DE LA SYPHILIS ; CURABILITÉ DE CETTE MALADIE ; DE L'EMPLOI DU MERCURE DANS LE TRAITEMENT DE LA SYPHILIS ET DES ACCIDENTS AUXQUELS IL DONNE LIEU.

Je ne saurais mieux faire pour donner une idée du traitement de la syphilis vers la fin du xve siècle que de reproduire les quelques lignes suivantes extraites d'un vieil ouvrage de l'époque. « ....Aussi, après qu'il a sentu les estuves des » chaufrètes, des tysons vers demy bruslez, des » estuves entre deux couvertes et entre deux » draps à force de carreaux chaulx et de pierres » blanches, les estuves de four, de chambre » estoupée, les estuves ultramontaignes de fu- » mées prinses et attirées par la bouche, etc., » lesquelles rendent la bouche toute morée et » font les machouères servir de manycorde ou

» espinette pour jouer des orgues o les dens.
» Item les dictz seigneurs, qui mengent, qui
» rongent et broutent de la médecine qui est
» *gayacum*, nouvellement trouvée et mal ap-
» prouvée, comme en plusieurs lieux apert et
» aparoistra, car tous les miracles que il faict ce
» ne est que la diètte, auquel boys l'invention est
» venue des Gippons et Espaignolz, mariniers,
» devins, Mores, qui de nature sont galleux,
» rongneux, farineux, puans, pugnays, mallades
» de sainct Main . . . .
« . . . Je prie au Dieu sempiternel que il donne
» ausditz seigneurs, paovres et très-douloureux,
» la pommade pour adoucir leur visaige et pour
» ramener la coulleur, la bourroche pour oster
» le odeur du basme qui fut eux est mys, la
» viollette, la civette pour porter depuis le hault
» jusques au bas, aussi pour restaurer leurs
» parties pectoralles debilitées et affaiblies, pour
» le premier, de dieu Bacchus, qui cause est de
» mettre au bas culz debout à l'envers et à deux
» genoulx, et sans y veoir du nez dedans; après,
» les bouetz et chauldumez, les coulis, les
» amendes, les orgemundez, les gelées, les
» ypocras, selon la portée de leurs bources...
» Disants adieu ausdictz seigneurs et possesseurs
» avant que dire *Grâces,* je leur laisse les pommes
» de crèvecueur, les poires d'angoisse, les

» amandes amères, sel pour saller, le beau bouc-
» quet de mesmes pensées entrelardé de soulcy
» et garny de passerage, et, pour passetemps
» après le disner, la basse dance au bois de Dueil
» et la chanson pareille :

> » Pour vous, belle, m'y fault mourir »

» et reprinse à tout jamais. »

Depuis cette époque la thérapeutique de la
syphilis a fort heureusement fait des progrès et,
si l'on emploie encore le *gayacum* (gaïac), ce
n'est que sous forme de sirop et pour servir de
véhicule à d'autres médicaments d'une efficacité
moins contestable. La syphilis est-elle curable?
Oui, sans nul doute ; je pourrais extraire de mes
registres d'observations un grand nombre de
faits attestant la curabilité de cette maladie.
Avant d'aborder la question du traitement, je
veux faire ressortir les dangers qui résultent de
la médication par le mercure et ses composés.

L'emploi du mercure dans la syphilis, date, en
France du moins, de la fin du xve siècle ; il fut
d'abord donné sous forme de pommade par les
charlatans : « *Ainsi que je l'ai dit,* écrit Fracas-
» tor, *les préparations de mercure furent in-*
» *troduites dans le traitement du mal français*
» *par de misérables empiriques.* » Dès l'an 1519
Ulric de Hutten signale les dangers qui résultent

de l'emploi de ce médicament, il cite notamment
la chute des dents, la gangrène de la bouche,
les vertiges et le tremblement. Peu à peu le mercure était tombé en discrédit. Des médecins français et étrangers, parmi lesquels il faut citer
Fernel, Ludolff et Alley, l'avaient accusé de rendre
plus redoutables les accidents de la syphilis.
Spielmann et Ehrmann avaient constaté que ce
médicament altérait les qualités du sang et
Swédiaur écrivait en 1804 que les frictions mercurielles avaient occasionné la mort de plusieurs
malades. Plus tard, vers 1813, un chirurgien
portugais, Fergusson, constatait que la syphilis
guérissait aussi bien sans le secours du mercure
que lorsqu'on l'employait. Puis, vers 1818, plusieurs médecins anglais d'une grande valeur,
tels que Thompson, Guthrie, Evans, Hennen,
constatèrent la guérison des accidents de la
syphilis sans qu'on eut fait usage de ce médicament. Vers la même époque, un autre médecin
anglais, Rose, affirmait que les affections les plus
graves des os et les autres symptômes graves
que l'on rencontre dans la syphilis doivent être
attribués à l'usage peu judicieux ou excessif du
mercure. Enfin, Broussais écrivait en 1831 :
« Toutes les cures sans le mercure ne sont pas
» réellement radicales, quelques-unes sont suivies
» de rechûtes. Mais ceux soumis au traitement

» mercuriel exclusif pratiqué dans les autres
» hôpitaux, outre leur guérison moins rapide,
» présentent encore plus de rechutes; l'avantage
» reste donc pour le traitement sans mercure. »
M. Ricord lui-même, qui vint remettre le mercure
en honneur, admet qu'il est des cas où l'on peut
s'en passer. Il est d'ailleurs bon de constater que
cet illustre syphiliographe, après avoir dit quelque
part « on blanchit la vérole et on ne la gué-
» rit pas », est venu affirmer plus tard que le
mercure était le véritable spécifique de la syphilis
et qu'il la guérit. Il existe là une contradiction
qu'il est difficile de s'expliquer. M. Mialhe, qui a
bien étudié l'action physiologique et thérapeutique du mercure, a conclu de ses recherches,
qu'il apporte dans l'organisme, ou un trouble
modificateur bienfaisant, ou une perturbation
violente et même mortelle. Bretonneau pensait
que ce médicament diminuait la plasticité du
sang. Trousseau et Pidoux établirent que la salivation causée par le mercure est suivie de carie
ou de nécrose des maxillaires, que le sang devient moins riche en fibrine et que les malades
sont exposés à des hémorrhagies graves et à
des diarrhées colliquatives. En 1844, Becquerel
et Rodier déclarent que la syphilis cause l'anémie et que l'abus et l'usage intempestif des préparations mercurielles peuvent produire le même

7**

effet. Déjà, en 1836, Cullerier neveu enseignait qu'il n'existait pas de remède spécifique de la syphilis et que le mercure ne guérissait que les lésions locales. Trousseau et Pidoux, dont j'ai déjà fait connaître l'opinion sur le mercure, admettaient qu'il pouvait rendre plus aigus certains symptômes syphilitiques. Un grand nombre d'autres médecins célèbres et expérimentés ont pensé que si la syphilis est capable, à la vérité, de déterminer des lésions osseuses, il est rare que l'on observe la carie et la necrose chez les sujets qui n'ont pas fait usage de mercure. En 1860, un médecin anglais, Hughes Benett, a reconnu que huit mille observations au moins, recueillies par divers auteurs, prouvent que la syphilis guérit sans mercure. Enfin, il y a quelques années, en Amérique, à l'époque de la guerre de Sécession, le chirurgien major général des armées du Nord, dans les instructions qu'il donna, recommanda de ne plus avoir recours au mercure dans le traitement de la syphilis : « Cette résolution, » disait-il, a été adoptée avec d'autant plus de » confiance que la pathologie moderne a démon- » tré que le mercure est impropre dans nombre » de maladies pour le traitement desquelles il » était autrefois toujours administré. » M. Bazin, médecin distingué de l'hôpital Saint-Louis à Paris, a écrit dans ses *Leçons sur la syphilis :*

« Le mercure n'est pas un spécifique de la syphilis,
» *impuissant contre la maladie*, il en modifie
» avantageusement les premières manifestations.
» Administré dans la période d'incubation du
» chancre, il éloigne et tend à localiser les syphi-
» lides exanthématiques. Mais donné sans mé-
» nagement dans la troisième et la quatrième
» période, *il semble précipiter l'évolution des*
» *accidents tertiaires et viscéraux.* » Sur dix-
huit malades qu'il a suivis pendant cinq ans,
Diday, de Lyon, a observé la guérison, sans mercure, des accidents de la syphilis, après deux ou
trois poussées. Enfin, pour clore cette liste de
médecins éclairés, hostiles à l'emploi du mercure,
il faut citer le savant chirurgien de l'hôpital
Cochin, M. Armand Després, qui, dans son remarquable *Traité de la syphilis*, combat avec
énergie l'usage des préparations mercurielles,
dont il démontre non-seulement l'inefficacité,
mais encore les propriétés nocives.

De mon côté, lorsqu'il y a quelques années, je
débutai dans la carrière de syphiliographe, je
voulus me faire au sujet de l'emploi du mercure,
une opinion basée sur l'observation et l'expérimentation. Les conclusions auxquelles je suis
arrivé sont les suivantes que j'ai résumées sous
forme d'aphorismes :

1° *Le mercure n'est pas le spécifique de la*
syphilis ;

2° *Lorsque les préparations mercurielles sont administrées au début de l'infection syphilitique, elles enrayent et font même disparaître parfois les manifestations de la maladie ;*

3° *Les diverses manifestations de la syphilis enrayées dans leur marche par l'action du mercure restent pour ainsi dire à l'état latent, autant que dure l'action du médicament ; mais, elles se réveilleront avec une intensité d'autant plus redoutable que la quantité de mercure absorbée aura été plus considérable et que le traitement mercuriel aura été prolongé ;*

4° *Il est plus long et plus difficile d'obtenir une guérison complète de la syphilis chez un sujet primitivement traité par le mercure, que chez un autre sujet qui n'aura pas été soumis à cette médication ;*

5° *L'usage des préparations mercurielles chez les sujets débilités et chez ceux qui sont soumis aux accidents tertiaires de la syphilis, précipite la marche de la maladie, amène rapidement l'état cachectique des malades et les expose à une mort prochaine.*

Sans doute ces conclusions ne sont pas nouvelles, elles ont déjà été énoncées sous une autre forme par d'autres médecins, mais elles ont au moins le mérite d'être le résultat de recherches consciencieuses et d'avoir pour bases la statistique et l'expérience.

Veut-on maintenant se faire une idée des accidents auxquels expose l'usage des préparations mercurielles ? En voici le tableau exact : Le premier symptôme est le gonflement des gencives qui, se recouvrant d'une pellicule blanche et mince au niveau des dents incisives supérieures et inférieures, deviennent très-douloureuses ; les malades se plaignent en même temps de percevoir une saveur métallique qui leur est des plus désagréables ; leur haleine fétide est vraiment repoussante et leur langue, chargée d'un enduit épais et muqueux, dénote le mauvais état dans lequel se trouvent les organes de la digestion. La membrane muqueuse qui tapisse la bouche, d'abord sèche et aride, ne tarde pas à s'enflammer, la salivation mercurielle se déclare abondante et fétide, s'accompagnant de gonflement et d'ulcération en divers points de la cavité buccale et des amygdales ; ces symptômes sont ceux de la *stomatite mercurielle*, affection qui se complique le plus souvent d'inappétence et d'une diarrhée caractérisée par des selles vertes et d'une odeur infecte. Il faut noter aussi ce que Trousseau a désigné sous le nom de *fièvre mercurielle*, dont les symptômes sont : chaleur à la peau, accélération du pouls qui est en même temps

mou et déprimé. Mais ce n'est pas tout; bientôt
la face livide et bouffie révèle une anémie profonde, les dents branlent et tombent, une calvitie
presque complète s'empare des têtes les plus
richement pourvues, les mâchoires s'ulcèrent et
se nécrosent et bientôt toutes les fonctions languissent. Le malade tombe alors dans la *cachexie
mercurielle* et sa physionomie hébétée révèle la
déchéance de ses facultés intellectuelles; ses
muscles affaiblis lui enlèvent la grâce et l'agilité
de ses mouvements; un tremblement, le *tremblement mercuriel*, agite ses membres, les
membres supérieurs d'abord, les autres ensuite.
Bientôt des douleurs, vives surtout pendant la
nuit, se font sentir dans les os, puis le gonflement se manifeste du côté des pieds et des jambes,
des hemorrhagies difficiles à arrêter, des palpitations douloureuses et des syncopes répétées trahis-
sent l'altération profonde du sang. A la torpeur
dans laquelle le sujet semblait plongé à jamais,
succèdent les hallucinations et l'excitation morbide d'un esprit en délire; puis, la mort enfin
vient fermer la marche de cet épouvantable cortége de symptômes.

Enfin, pour prouver que non-seulement le
mercure est impuissant à guérir la syphilis, mais
que, de plus, il ne prévient pas son invasion
chez les sujets dont l'organisme est saturé de ce

dangereux poison, je ne saurais faire mieux que de citer les réflexions suivantes dues à l'observation d'un médecin distingué, le docteur Evariste Michel :

« Si le mercure prévenait la syphilis, dit mon
» savant confrère, il semble que les ouvriers
» occupés dans les ateliers où s'emploie ce métal
» devraient acquérir une sorte d'immunité contre
» la vérole. Immunité, bien entendu, qui n'em-
» pêcherait pas le chancre, mais qui s'opposerait
» au développement des manifestations secon-
» daires. L'expérience dément cette supposition,
» et je compte à cet égard plusieurs observations
» qui le prouvent. J'ai eu occasion de voir tout
» récemment, au mois d'août de l'année dernière,
» deux frères, tous deux étameurs de glaces, ayant
» contracté avec la même femme des chancres
» infectants, et étant l'un et l'autre en pleine vé-
» role constitutionnelle. Cependant le traitement
» interne, mis en usage dès l'apparition de l'ac-
» cident primitif, avait été longtemps précédé
» chez eux, de cette absorption incessante de
» vapeurs mercurielles, à laquelle leur profession
» les expose. »

TRAITEMENT LOCAL DES MANIFESTATIONS LOCALES DE LA SYPHILIS

Indépendamment du traitement général dont il sera question à l'article suivant, les diverses manifestations locales de la syphilis réclament certains soins que nous allons examiner succinctement.

La roséole étant habituellement très-fugace, je ne conseille aucun traitement pour la combattre. Mais, pour faire disparaître les syphilides qui l'accompagnent ou succèdent à son apparition, j'ai recours à un moyen aussi simple qu'efficace, qui consiste à toucher *très-légèrement* le siége de chaque lésion avec un petit pinceau trempé dans un mélange à parties égales d'eau distillée et d'acide lactique.

Les plaques muqueuses cèdent rapidement aux cautérisations quotidiennes avec le crayon d'azotate d'argent, légèrement promené sur leur surface dont il modifie la vitalité ; je prescris en même temps, pour celles de la bouche, de se gargariser toutes les deux heures avec une solution saturée de chlorate de potasse.

Lorsque les syphilides affectent la forme tuberculeuse, les applications de la pommade suivante, renouvelées trois fois par jour, amènent une prompte guérison :

℞ Iodoforme. . . . .   8 grammes
Axonge.   30   —

Lorsque l'odeur de cette préparation rend son usage impossible chez les malades que leur profession oblige à voir beaucoup de monde, je conseille la pommade suivante, presque aussi efficace.

℞ Iode métalloïdique. . . .   20 centigrammes
  Iodure de potassium . . .   4 grammes
  Axonge   30   —

L'*onyxis syphilitique* est une complication de la maladie, localisée aux ongles et caractérisée par un gonflement et de la rougeur autour de la racine; bientôt, la peau rouge et violacée, s'ulcère, laisse suinter une sanie fétide, l'ongle jaunit, se ramollit et tombe, laissant derrière lui sa matrice inégale et purulente entourée d'un bourrelet saignant. Je ne sache pas qu'il existe pour le traitement de l'onyxis syphilitique une médication plus active et plus efficace que celle qui consiste à employer la pommade à l'iodoforme, dont j'ai donné plus haut la formule.

Pour remédier à l'*alopécie syphilitique* qui ravage les crânes les plus abondamment pourvus, je conseille l'usage quotidien de la pommade suivante :

℞ Moelle de bœuf. . . . . . .   30 grammes
  Teinture de cantharides 3   —
  Essence de bergamotte . . . .   x gouttes.

On peut encore employer avec succès la pommade de Dupuytren dont voici la formule authentique :

R Moelle de bœuf . . . . .   50 grammes
Acétate de plomb cristallisé .   50 centigrammes
Baume noir du Pérou . . .   2 grammes
Alcool à 24° . . . . . .   5 —
Teinture de cantharides . .   20 centigrammes
Teinture de girofle }
 — de canelle } â à   1 goutte

Contre l'*iritis syphilitique* il faut agir le plus rapidement possible ; le malade commencera par baigner trois fois chaque jour, l'œil malade dans la solution suivante :

R Sulfate neutre d'atropine .   5 centigrammes
Eau distillée. . . . . .   150 grammes

il portera constamment au devant de l'œil, un petit bandeau flottant en taffetas noir, il évitera une lumière trop vive et tout travail susceptible de fatiguer sa vue. En même temps, comme pour les complications précédentes, d'ailleurs, il se soumettra exactement au traitement interne.

Les manifestations tertiaires de la syphilis, telles que gommes, exostoses, etc., aident parfaitement au traitement et aux régimes hygiéniques et alimentaires que nous allons indiquer dans l'article suivant.

NOUVEAU TRAITEMENT DE LA SYPHILIS BASÉ SUR L'OBSERVATION ET SUR L'EXPÉRIENCE

Les effets de la syphilis sur le sang sont bien connus, elle détruit les globules rouges, provoque l'anémie et débilite l'organisme ; la première indication qui se présente, pour le traitement de la syphilis, consiste donc à prémunir les organes contre ces causes débilitantes, et à les mettre en état de lutter contre elles jusqu'au moment où toute trace de virus aura disparu. Une seconde indication est la suivante : favoriser l'élimination du virus, puisque les nombreuses manifestations dont la peau est le siége semblent prouver que le principe infectant de cette maladie tend sans cesse à être expulsé. C'est en m'appuyant sur cette théorie que je me suis livré à des recherches et à des observations patientes et nombreuses dont les résultats sont venus me prouver que la syphilis est certainement curable et que, sans mercure, on obtient d'excellents résultats sans avoir à redouter les effets toxiques de ce dangereux médicament.

Lorsqu'un malade se présente à ma consultation et qu'il n'est encore qu'à la période des accidents primitifs de la syphilis (*chancre induré, plëiade ganglionnaire*), je prescris le traitement suivant :

1° *Un quart d'heure avant les deux principaux*

repas, prendre une cuillerée à bouche de l'elixir suivant :

℞ Tartrate ferrico-potassique . .	10 grammes	
Rhum . . . . :	30	»
Sirop d'écorces d'oranges amères	360	»

2° *Immédiatement après les deux principaux repas, prendre un verre de vin de Malaga au kina et au citrate de fer ammoniacal* (formule du *Codex*).

3° *Alimentation réparatrice : viandes noires saignantes, grillées ou rôties, vins généreux* notamment le bordeaux, pris en quantité modérée (une demi-bouteille à chaque repas); *s'abstenir absolument de café noir, de liqueurs, et en un mot de toute boisson spiritueuse.*

4° *Exercice modéré au grand air ; éviter toute fatigue intellectuelle ou physique, se coucher tôt et se lever de bonne heure.*

5° *Prendre alternativement chaque semaine un bain tiède additionné de 2 kilogrammes de sel marin et un bain de Barèges.*

6° *Se couvrir de vêtements très-chauds et au besoin de flanelle des pieds à la tête pour entretenir la peau dans un état de suractivité continuelle, de manière à favoriser l'élimination du virus syphilitique; éviter les habitations froides et humides; rechercher les endroits gais et ensoleillés.*

Lorsque les éruptions syphilitiques de la peau se manifestent, je conseille le traitement précédent; de plus, j'ai recours au traitement local que j'ai indiqué précédemment pour les manifestations de la syphilis (*voyez l'article précédent*). Cette médication est continuée sans interruption jusqu'à la disparition des accidents pour être reprise quelque temps après, un mois ou un mois et demi, à moins que d'autres symptômes ne fassent leur apparition.

Enfin, je conseille, à la période des accidents secondaires, l'emploi des pilules au *chélidonium majus* (1); ces pilules jouissent de propriétés dépuratives très-marquées et hâtent la disparition des manifestations cutanées.

A une période plus avancée de la syphilis, lorsque les malades offrent des complications telles que : testicule syphilitique, onyxis ou iritis syphilitiques, etc., etc., je modifie comme suit la formule de l'élixir que les malades prennent avant leur repas :

R Iodure de potassium. . . . . 15 grammes
Tartrate ferrico-potassique. . . 10 —
Rhum . . . . 30 —
Sirop d'écorces d'oranges amères 350 —

Enfin, pour les malades de constitution débile, pour ceux qui, par défaut d'appétit, se nourrissent

---

(1) Pharmacie Duflot, 27, rue Richer.

insuffisamment, j'ajoute à la formule ci-dessus *quarante milligrammes d'arséniate de soude*, médicament qui a pour effet de relever les forces du malade et de réveiller l'appétit.

C'est surtout pour combattre les manifestations tertiaires de la syphlilis que j'ai employé avec succès ces deux dernières formules; on peut bien affirmer, sans crainte de se montrer exagéré, que l'iodure de potassium est le véritable spécifique de la syphilis tertiaire. Et, ce médicament, quand il est employé avec mesure et surtout associé avec des préparations ferrugineuses, n'exerce sur la santé aucune influence fâcheuse, à moins que son usage ne soit trop longtemps continué.

Tels sont le traitement et le régime qui, après avoir fait l'essai sans parti pris de toutes les autres méthodes, m'ont paru en même temps les plus efficaces et les moins fatigants pour le malade.

Contre la cachexie syphilitique, c'est l'hydrothérapie et ses pratiques reconstituantes qui donnent le meilleur résultat; mais cet état avancé de la maladie présente des nuances que le malade lui-même ne peut saisir et qui guident l'homme de l'art dans le choix d'une méthode de traitement.

CHAPITRE IV

Maladies de l'appareil génital de l'Homme

(Suite)

Des vices de conformation des organes génitaux. — Epis-padius. — Hypospadias. — Hermaphrodisme ; — Marie-Madeleine Lefort. — Du phimosis et de la circoncision. — Paraphimosis.

ÉPISPADIAS

On donne ce nom à un vice de conformation caractérisé par l'ouverture du méat urinaire sur le dos de la verge ; l'épispadias est parfois tel que le gland imperforé est complètement intact, tandis que l'orifice de l'urèthre est situé souvent assez près de la racine de la verge.

Ce n'est que par une opération qu'on peut remédier à ce vice de conformation, qui a une certaine importance, puisqu'il est une cause de stérilité chez l'homme ; en effet, le sperme, au moment du coït, n'étant plus dardé sur l'orifice du col de la matrice, la pénétration des spermatozoïdes dans l'utérus est impossible et la fécondation n'a pas lieu.

HYPOSPADIAS

Dans l'hypospadias, l'urèthre vient s'ouvrir en dessous de la verge ; il offre des degrés différents, ainsi, on peut trouver le méat urinaire

depuis le gland jusqu'au périnée. Comme l'épispadias, ce vice de conformation est une cause de
stérilité. En effet, qu'arrive-t-il pendant le coït,
dans le cas ou l'homme est affecté d'hypospa-

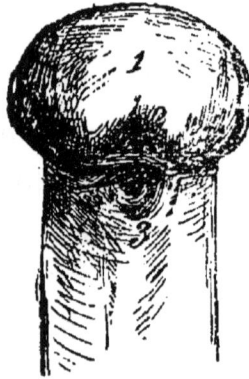

1, Gland — 2, Lieu où devrait se trouver le méat urinaire — 3, Issue anormale du
canal de l'urèthre

dias? Selon que l'orifice de l'urèthre vient s'ouvrir à une distance plus ou moins éloignée de
l'extrémité libre du penis, le sperme est éjaculé,
soit en dessous du col, dans le cul-de-sac utéro-
vaginal, soit dans une portion plus ou moins
éloignée du vagin, et dans ces cas, il est difficile
d'admettre que le col puisse baigner dans le
fluide séminal. Chez l'épispade, les mèmes phénomènes ont lieu dans une autre direction, et il
en résulte la même difficulté au point de vue de
la fécondation.

HERMAPHRODISME

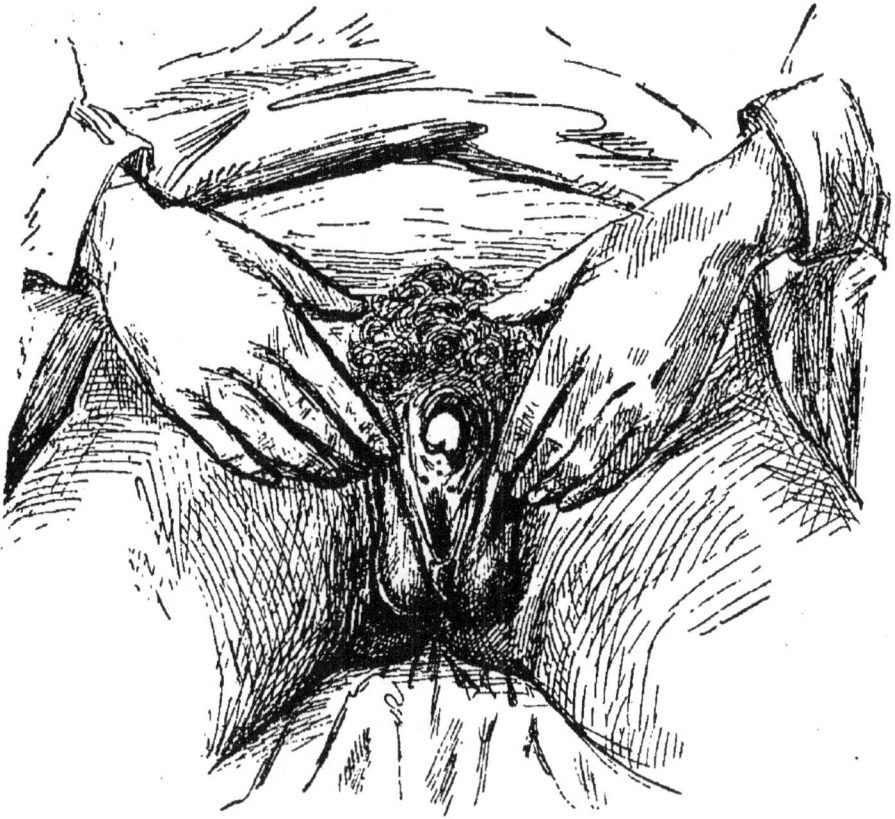

L'hermaphrodisme vrai, c'est-à-dire celui qui serait caractérisé par l'existence simultanée, sur le même sujet, des testicules et des ovaires, n'a jamais été observé jusqu'à ce jour. On a rencontré, il est vrai, des individus chez lesquels il existait une vulve et un vagin en même temps qu'une verge et des testicules, mais, dans ces cas, l'utérus et les ovaires faisaient défaut. Le clitoris atteint des proportions telles qu'il offre une ressemblance très-manifeste avec un pénis; d'autre part, les grandes lèvres, très-développées, renferment parfois les ovaires simulant les bourses et les testicules. Dans d'autres cas, il existe une vulve, un vagin, une matrice, des ovaires et une verge, mais alors, ce sont les testicules qui font défaut. En un mot, l'hermaphrodisme n'est qu'apparent. J'ai eu l'occasion d'étudier cette anomalie chez Marie-Madeleine Lefort, morte à l'Hotel-Dieu de Paris, en 1864 ; cette femme, dont la barbe longue et épaisse lui donnait l'aspect extérieur d'un homme, avait un clitoris très-développé avec un gland sans orifice et creusé d'un sillon en dessous; il existait deux grandes lèvres et deux petites lèvres; une fente très-superficielle les séparait. Un passage commun recevait le sang des règles et les urines, c'était une sorte de cloaque communiquant d'une part avec la vessie, d'autre part avec le vagin; les autres organes, bien développés, ne présentaient rien de particulier.

DU PHIMOSIS ET DE LA CIRCONCISION

Le phimosis congénital est le rétrécissement de l'orifice du prépuce, rétrécissement tel, qu'on ne peut découvrir le gland. A quelque degré que se présente ce vice de conformation, on peut se figurer les nombreux inconvénients qui en résultent. Les rapports sexuels sont douloureux, en

raison des tiraillements continuels dont les tissus
sont le siége, et qui ont pour résultat d'amener
des déchirures par lesquelles la contagion s'opère
avec une facilité que l'on comprend, si le coït a
lieu avec une femme malade. Ajoutez à cela cette
matière blanche, épaisse, caséeuse et fétide qui,
s'accumulant sans cesse entre le gland et le
prépuce, les irrite, les enflamme et donne lieu à

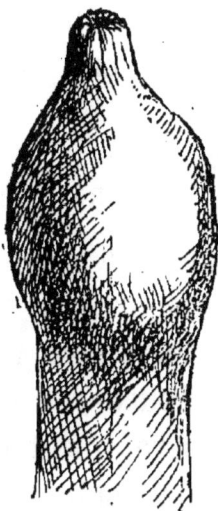

Phimosis

des écoulements et à de la balano-posthite, dont la
guérison longue et difficile est souvent suivie de
cicatrices vicieuses qui soudent le gland au prépuce. Le phimosis est souvent aussi un obstacle
à la fécondation. Pour obvier à ces inconvénients,
les malades ne doivent pas hésiter à se faire
exciser le prépuce ; cette opération, pratiquée sur

tous les nouveaux-nés appartenant à la religion israélite et chez les mahométans, est une excellente précaution hygiénique; on l'appelle *circoncision*. Elle est exempte de danger et les procédés autrefois employés ont été très-perfectionnés de nos jours. Pour ma part, je donne la préférence au galvano-cautère; la circoncision pratiquée par ce procédé ne cause qu'une douleur insignifiante; elle n'est pas suivie d'hémorrhagie, la cicatrisation est extrêmement rapide et quelques jours de repos suffisent pour obtenir une guérison complète.

PARAPHIMOSIS

Le paraphimosis a lieu lorsque le prépuce très-étroit ramené en arrière du gland ne peut plus être ramené en avant. Il résulte de cette disposition que le prépuce rétreci étranglant le gland au niveau de la rainure balano-préputiale, celui-ci se tuméfie par suite de l'afflux du sang dans ses tissus, la douleur se manifeste avec intensité et, si le chirurgien n'intervient pas, la gangrène ne tarde pas à envahir l'organe. Pour remédier à cet accident, on tente d'abord la réduction. Pour y parvenir, on saisit la verge de la main gauche, après avoir au préalable enduit de cérat ou d'huile le prépuce et le gland; puis, de la main droite malaxant doucement le gland pour

en chasser une portion du sang qui y est accu-
mulé, on cherche à refouler le gland dans la
cavité du prépuce. Cette petite manœuvre exige
l'adresse et l'habitude ; quand elle échoue, on
entoure l'organe entier d'une petite bande de
caoutchouc modérément serrée et que l'on applique d'abord autour du gland ; de cette manière

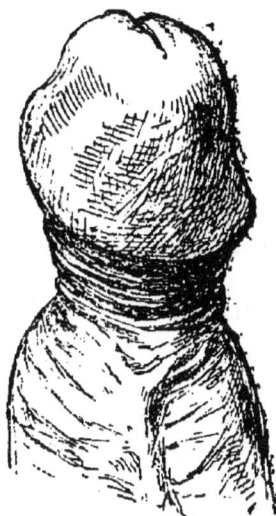

Paraphimosis

les tissus se dégorgent et la réduction s'opère
facilement. Enfin, quand il y a menace de gangrène, il faut se servir du bistouri pour débrider
le prépuce sur un ou plusieurs points ; mais, il
est rare qu'on soit obligé d'en venir à ce procédé
douloureux, si on apporte quelque habileté dans
l'application des autres moyens que je viens
d'indiquer.

CHAPITRE V

Maladies de l'appareil génital de l'Homme

(Suite et fin)

Des diverses causes qui influent directement ou indirecte-
ment sur les organes génitaux et sur l'intégrité de leurs
fonctions. — Masturbation ou onanisme; — ses causes;
ses dangers; — des moyens d'y remédier. — *De l'abus*
des plaisirs vénériens. — Impuissance. — Priapisme. —
Satyriasis. — Anaphrodisie. — De l'influence d'une al-
mentation insuffisante et des excès de table sur l'impuissance. — *Stérilité chez l'homme. — Spermatorrhée. —*
Pertes séminales. — Pollutions nocturnes et diurnes;
causes; effets et traitement.

MASTURBATION OU ONANISME

La masturbation est une habitude vicieuse, qui
consiste à provoquer par des attouchements une
évacuation contre nature du fluide spermatique.
Le nom d'onanisme lui a été donné en souvenir
du crime d'Onan, petit-fils de Jacob, qui, aux
plaisirs du mariage, préférait les brutales jouissances de sa funeste passion et mourut à la suite
d'un excès de ce genre. La masturbation était
fréquente chez les Grecs, et Diogène le Cynique
commit un jour ce crime en public. De nos jours,
malheureusement, ce vice est très-fréquent, autant
et plus peut-être qu'il était autrefois. A quelles
causes attribuer cette habitude morbide qui est
en quelque sorte l'apanage exclusif de l'homme
et aussi du singe ? Ces causes sont nombreuses :

d'abord l'aptitude à l'acte vénérien qui, chez l'homme, est permanente depuis la puberté jusqu'à la vieillesse. « La situation des parties géni-
» tales chez l'homme, à l'extérieur et comme
» sous la main, a dit un médecin célèbre, Michel
» Lévy, leur dehiscence chez la femme, la confor-
» mation des membres supérieurs qui leur donne
» toute facilité d'attouchement, la connexion de
» la fonction génitale avec plusieurs actes de
» l'économie et un grand nombre d'états mor-
» bides, font voir que l'organisation humaine
» porte malheureusement en elle-même le prin-
» cipe de ses égarements. Mais une autre cause
» de sollicitation organique, c'est la précocité de
» l'instinct génital, des idées et des sentiments
» dont il est le mobile. En général, l'impulsion
» d'un sexe vers l'autre coïncide avec l'aptitude
» physique ; mais il arrive aussi que l'instinct
» génital devance la puberté : il est aisé d'en
» surprendre les indices dans l'allure des enfants
» des deux sexes, dans leur commerce réci-
» proque. Les impressions qui frappent la plus
» tendre enfance deviennent souvent le point de
» départ d'une aberration clandestine ; les obser-
» vations abondent qui prouvent non-seulement
» le danger des excitations les plus fortuites, les
» plus insignifiantes en apparence, les moins
» susceptibles d'être prévues, mais encore la

» prématurité de l'instinct vénér'en sévissant sur
» des organes imparfaits. On se rappelle cette
» petite fille dont Parent-Duchâtelet nous a laissé
» l'histoire : âgée de quatre ans, élevée par une
» aïeule sévère et pleine de religion, elle avait
» contracté en secret les habitudes les plus déré-
» glées, et elle étonnait ceux qui l'interrogèrent
» par la cynique naïveté de sa corruption. » De
toutes les causes, la plus commune est l'insouciance des parents qui attendent pour surveiller
leurs enfants, l'évolution des organes génitaux.

    « Je ne vois, a dit J. J. Rousseau, qu'un moyen
» de conserver aux enfants leur innocence. C'est
» que tous ceux qui les entourent la respectent
» et l'aiment. Sans cela, toute la retenue dont
» on tâche d'user envers eux se dément tôt ou
» tard; un sourire, un clin d'œil, un geste échappé
» leur disent tout ce qu'on cherche à taire; il
» leur suffit pour l'apprendre de voir qu'on le
» leur a voulu cacher. »

Il est aussi une précaution essentielle à laquelle
on ne prend pas garde assez souvent, c'est la
conduite des femmes à l'égard des enfants confiés
à leurs soins. Or, il est malheureusement trop
fréquent, et le fait a été constaté par Lallemand
et beaucoup d'autres observateurs, il est fréquent, dis-je, de voir les nourrices recourir, pour
calmer les cris des nourrissons, à certaines pro-

vocations sur les organes sexuels, manœuvres bientôt suivies de spasmes et d'un repos apparent ; ce qui fait dire avec raison à M. Lévy :

« Que d'enfants pervertis dès l'âge de cinq et six
» ans par leurs bonnes, employés comme instru-
» ments d'une volupté hypocrite par des êtres
» abjects! Les colléges, les pensionnats, les mai-
» sons d'éducation sont, on ne saurait le dissi-
» muler, des foyers de contagion morale qui
» s'étendent aux nouveaux venus de tout âge, et
» si le vice endémique de ces établissements
» épargne un enfant, il ne tarde point à suc-
» comber aux sollicitations spontanées des or-
» ganes génitaux qui s'éveillent et qui lui créent
» un sens nouveau. Nul précepte de pure morale,
» nulle instruction religieuse, nulle puissance ne
» peut empêcher chez le pubère, la sécrètion du
» sperme et l'émoi mystérieux qu'elle détermine
» dans l'économie : dans cet état d'organisme,
» la provocation de l'exemple n'est pas même
» nécessaire pour entraîner à des pratiques dé-
» gradantes le jeune élève soustrait à la surveil-
» lance de ses parents et se dérobant sans peine
» à celle de ses maîtres. . . . .
» Une position, un froissement, une attitude prise
» par hasard, a souvent révélé à l'enfant, à l'a-
» dolescent, un nouvel ordre d'impressions, et
» lui devient un moyen de les obtenir à volonté. »

Le vice de la masturbation dégénére quelquefois en une véritable passion, à tel point que ceux qui s'y adonnent, hommes ou femmes, n'éprouvent plus aucun attrait pour les plaisirs naturels de l'amour, auxquels ils renoncent parfois complètement. Les individus qui s'adonnent le plus volontiers à la masturbation, sont les imbéciles et plus particulièrement les crétins, ainsi que l'a observé Esquirol. Les sujets que leur position sociale oblige au célibat et éloigne du commerce des femmes, se livrent souvent aussi à l'onanisme. Les habitants du Nord sont moins portés aux habitudes solitaires que les Méridionaux ; aussi, cette habitude funeste est-elle extrêmement fréquente chez les Mahométans et surtout chez les femmes qui, enfermées dans les harems, soumises à une continence forcée, recherchent dans la manustupration, des moyens de calmer la suractivité de leurs organes génésiques.

« Ce n'est pas, a dit Deslandes, sur les enfants » qui sont vifs, et qui se livrent avec impétuosité » aux jeux pour lesquels il faut le plus de » mouvements et d'efforts, que l'onanisme s'arrête plus volontiers, mais sur ceux dont les » sens et l'esprit se grossissent d'une activité » qu'une vie sédentaire ne permet pas d'utiliser » autrement. La puberté, cette émancipation » des organes générateurs, est. plus tardive de

» deux ou trois ans au moins chez les individus
» qui ne prennent juste de repos que ce qui est
» nécessaire pour dissiper la fatigue, que chez
» ceux qui ne prennent d'exercice que ce qu'on
» en désire pour délasser du repos. »

Parmi les causes de la masturbation, on a signalé l'alimentation trop substantielle, une nourriture trop échauffante et l'usage du café. L'*onanisme*, a dit Hahnemann, *se cache derrière la tasse à café*. Il est facile de démontrer que ces causes sont purement imaginaires; on sait bien que dans les colléges et les pensionnats, là même où l'onanisme règne pour ainsi dire épidémiquement, la nourriture n'est ni trop abondante, ni trop substantielle, et que le café n'apparaît qu'à des intervalles extrêmement éloignés: encore est-il qu'on ne le sert qu'à des doses infinitésimales et sous forme de dilution homœopathique. On a dit aussi que l'usage dés machines à coudre, en transmettant un frottement continuel aux organes génitaux externes, provoque de l'excitation génésique et par suite, porte les femmes à l'onanisme. A ce point de vue, je partage l'opinion de mon savant confrère, le docteur Decaisne, qui pense avec raison, que si l'onanisme est possible avec une machine à coudre, il faut y mettre de la bonne volonté.

Les causes de masturbation les plus actives

sont : l'exemple, l'inaction musculaire et surtout le repos au lit : « C'est au lit surtout
» que le désœuvrement peut devenir fatal,
» a dit Deslandes. Forcez donc les enfants à se
» lever quand ils ne dorment plus, et faites que
» l'heure du coucher précède peu celle du som-
» meil. »

Je ne parlerai pas ici de la singularité des
moyens parfois monstrueux, auxquels les masturbateurs ont parfois recours pour satisfaire
leur vice honteux ; déjà j'ai eu l'occasion de citer
des faits de ce genre dans le courant de cet
ouvrage (voyez : *Calculs de la vessie*).

» ...Ni la peste, ni la guerre, dit Réveillé-
» Parise, ni la variole, ni une foule de maux
» semblables, n'ont de résultats plus désastreux
» pour l'humanité que la funeste habitude de la
» masturbation ; c'est l'élément destructeur des
« sociétés civilisées, et il est d'autant plus actif
« qu'il agit continuellement et mine peu à peu
« les populations. »

Quelles sont les conséquences funestes de l'é-
branlement nerveux et de la perte de semence
auxquels donne lieu la masturbation ? Elles sont
fréquentes : en premier lieu il faut citer les pertes séminales (voyez cet article), puis les pollutions nocturnes, l'affaiblissement et la perte de
la vue, la phthisie pulmonaire, les maladies de

l'estomac et du cœur, la faiblesse musculaire,
l'anémie ; la déchéance des facultés intellectuelles et notamment la perte de la mémoire, la
démence, la mélancolie et le penchant au suicide, ajoutez à ce triste cortége la consomption
dorsale et vous aurez le tableau des suites les
plus communes de l'onanisme. Puis, plus tard,
par suite d'habitudes invétérées, le sperme, dé-
pourvu de ses qualités normales, perd ses propriétés fécondantes et l'impuissance survient.
J'ai eu aussi à soigner quelquefois des orchites,
des cystites et des prostatites qui ne reconnais-
saient d'autre cause que des masturbations
réitérées.

Michel Lévy a tracé un portrait fidèle de la
physionomie des malheureux adonnés à l'onanisme : « leur visage, dit cet éminent hygiéniste,
» est pâle et tiré ; leurs yeux sont entourés de
» cercles violacés et comme enfoncés dans les
» orbites, leurs pupilles habituellement dilatées ;
» une expression de honte, de tristesse et de
» défiance caractérise leurs facies. A peine éman-
» cipés de l'enfance, ils présentent les signes
» d'une puberté hâtive ; plus tard, quand ils
» persévèrent dans leurs pratiques, leurs orga-
» nes génitaux sont flasques et flétris. Chez les
» jeunes filles, on observe parfois une ampleur
» considérable des lèvres, le volume du clitoris,

» un écoulement leucorrhéique, suite de leurs
» manœuvres furibondes. Les masturbateurs
» s'isolent; dans la société des jeunes gens de
» leur âge, ils ont des échappées de cynisme,
» mais dans le monde leur attitude est morne et
» d'une timidité qui fait croire à l'innocence de
» leurs mœurs. Couchés, ils disparaissent sous
» leurs couvertures, feignent de dormir à l'ap-
» proche d'un observateur; mais l'animation de
» leur face, la sueur qui baigne leur peau, le
» mouvement accéléré de leur respiration tra-
» hissent le flagrant délit dont les traces sont
» empreintes sur leur couche. L'aveu du vice
» complète parfois cette investigation; mais l'in-
» terrogatoire est délicat; il faut craindre de
» susciter à une âme candide l'idée d'un abus
» qu'elle ignore. »

Les moyens de combattre la masturbation
varient avec l'âge du masturbateur. Si l'on a
affaire à un enfant très-jeune, incapable de
comprendre les observations et les conseils
qu'on pourrait donner à plus sage que lui, on
aura recours à l'un de ces appareils aussi nombreux qu'ingénieux au moyen desquels on oppose
chez les enfants des deux sexes une barrière in-
franchissable aux attouchements illicites. Le
sujet est-il, au contraire, plus âgé, il faut avoir
recours aux conseils, aux admonestations, lui

exposer les mille dangers qui menacent sa santé et sa raison s'il ne renonce dans le plus bref délai à ses habitudes ignobles et dégradantes. Ce moyen, il faut bien le dire, échoue le plus souvent, mais il en est un autre que je considère comme absolument efficace, c'est la gymnastique et ses diverses pratiques qui, en exigeant le concours de tous les muscles, épuise la suractivité du système nerveux, amène la lassitude et détourne les sujets de leurs habitudes vicieuses. Aux adolescents, je recommande plus spécialement l'escrime, l'équitation, la chasse, les longues promenades et même les occupations de la vie des champs, le jardinage, par exemple. Avec de telles précautions, lorsque le sujet se retire le soir dans sa chambre, il ne songe plus qu'au repos et bientôt un sommeil réparateur vient clore ses paupières et l'empêche de songer aux plaisirs des sens. De là, ce proverbe bien connu de l'autre côté du Rhin : *La jeunesse doit apporter à table des dents aiguisées, et au lit des jambes fatiguées.* Je blâme formellement l'usage des matelas de plume et de duvet, surtout pour les jeunes gens adonnés à la masturbation. Les jeunes gens ne doivent reposer que sur des lits fermes, peu couverts. La meilleure attitude pour le sommeil consiste à dormir sur l'un des deux côtés ; chez l'homme qui dort étendu sur le dos, le poids de la vessie et des viscères d'une part, d'autre part la congestion légère qui a lieu du côté de la mœlle épinière, provoquent les érections : et de l'érection à l'attouchement funeste il n'y a qu'un pas, que le masturbateur est toujours trop disposé à franchir. Il faut, en outre, que le sommeil ne soit pas trop prolongé ; sept heures, sept heures et demie au plus suffisent largement. Qu'on se couche un peu tard et qu'on se lève de très-bonne heure, qu'on évite ces rêveries du matin, si douces aux paresseux, qui laissent volontiers errer leur imagination au milieu des idées lascives et des hallucinations voluptueuses. Saint François de Salles l'a dit avec raison : « *Le lever tôt conserve la santé et la sainteté.* » Dans le jour, point de repos ; ou le jeu, c'est-à-dire l'exercice physique sous toutes ses formes, ou le travail qui élève la pensée et éloigne les idées mauvaises ; il porte aussi l'empreinte d'une profonde sagesse et d'une observation pénétrante, ce vieux proverbe : « L'oisiveté est la mère de tous les vices. »

DE L'ABUS DES PLAISIRS VÉNÉRIENS.

Il y a abus des plaisirs vénériens lorsque l'usage en est poussé au-delà des besoins réels. Il est impossible de dire où commence l'excès ; chez certains sujets il existe un développement exceptionnel de l'instinct génésique et une grande activité des organes de la génération et ce qui, pour ces sujets, n'est qu'un usage modéré, serait pour beaucoup d'autres un abus. Il n'y a pas eu d'excès, lorsque le coït est suivi d'un sentiment de bien-être général, mais si, à l'accomplissement de l'acte vénérien succède la tristesse, la fatigue intellectuelle et physique, le coït n'a pas été provoqué par le besoin, il y a eu excès. Les jeunes gens, les nouveaux mariés surtout, commettent souvent des excès de coït; il est bon qu'ils sachent que la répétition trop fréquente de l'acte vénérien les expose à un affaiblissement graduel du physique et du moral et à presque toutes les conséquences fâcheuses que nous avons signalées comme appartenant à la masturbation.

IMPUISSANCE

L'impuissance reconnaît un grand nombre de causes que nous allons étudier successivement et en tête desquelles il faut placer le priapisme.

PRIAPISME

Le priapisme est caractérisé par des érections fréquentes sans excitation morale et qui ne sont pas suivies d'éjaculation. Cette affection, parfois très-douloureuse et qui peut donner lieu à des accidents graves et à l'impuissance, reconnaît

pour causes les maladies de la vessie et de l'u-
rèthre, l'usage des cantharides, la masturbation
et quelquefois les excès vénériens, une affection
dartreuse, etc. ; il faut la combattre sans perdre
de temps par un traitement bien dirigé. En pa-
reil cas, je cherche d'abord la cause de la maladie et je m'attache à la détruire par les moyens
que la médecine et la chirurgie mettent à ma
disposition. Si le priapisme se présente sans
symptômes graves, on en triomphe le plus souvent par un régime doux et rafraîchissant, par
l'usage des bains frais souvent renouvelés, en
conseillant au malade de ne jamais se coucher
sur le dos et de faire usage d'un lit dur en ayant
soin de ne pas trop se couvrir. L'air, l'exercice et
les distractions complètent ce traitement. Mais,
si les symptômes sont plus graves, je prescris
l'usage du lupulin à la dose de 2 à 8 grammes
par jour, ou le bromure de potassium à la dose
de 2 à 6 grammes Si ces moyens échouent, il
faut saigner le patient, lui faire prendre des
bains émollients prolongés et tenir constamment
ses organes génitaux enveloppés dans un cataplasme de farine de lin arrosé d'huile camphrée
et de laudanum.

SATYRIASIS

Maladie rare et spéciale au sexe masculin, le
satyriasis est caractérisé par une ardeur excessive

accompagnée d'érections presque continuelles, d'hallucination et de délire.

Une longue continence, les écarts d'une imagination ardente, l'onanisme, les excès vénériens, l'usage des cantharides, telles sont les causes de cette maladie qui s'annonce d'abord par des érections à la vue de toutes les femmes. Bientôt des désirs immodérés s'emparent de l'esprit du patient, des images lascives obsèdent sans cesse son imagination, les rêves les plus voluptueux, suivis de pollutions, interrompent son sommeil et les troubles des sens témoignent du désordre des fonctions nerveuses.

« Un feu inconnu s'empare de tout le corps, » dit M. Tardieu ; la sensibilité acquiert un dé- » veloppement singulier ; tantôt il semble que » les femmes sont entourées d'une auréole lumi- » neuse, tantôt une clarté insupportable irrite la » rétine, ou bien les hallucinations les plus vo- » luptueuses viennent charmer le regard, l'oreille » est déchirée par le plus léger bruit, ou frappée » par les sons les plus harmonieux ; toute la » surface du corps, et particulièrement celle des » organes sexuels, est d'une sensibilité telle que » le moindre contact excite des mouvements con- » vulsifs et détermine l'émission de la liqueur » séminale. »

Les yeux sont saillants, le visage empourpré,

la bouche se remplit d'une écume épaisse ; puis, la fureur amoureuse se traduit par des symptômes durant lesquels le malade se jette sur la première femme venue, belle ou laide, jeune ou vieille et répète l'acte vénérien sans jamais assouvir sa passion furieuse. Puis, la tristesse et la honte succèdent à ces accès qui vont revenir bientôt plus effrayants encore jusqu'à ce que la gangrène des organes génitaux, puis la mort viennent mettre un terme à cette affreuse maladie. Le satyriasis est moins grave chez les sujets vigoureux que chez ceux qui sont affaiblis par les excès.

Les bains, les saignées, l'usage à haute dose du lupulin et du bromure de potassium, tels sont les moyens les plus propres à combattre le satyriasis, dont on devra avant tout rechercher la cause et la détruire.

ANAPHRODISIE

L'anaphrodisie qu'il ne faut confondre ni avec l'impuissance à proprement parler dont elle est un mode, ni avec la stérilité, est ordinairement caractérisée chez l'homme, d'abord, par le défaut d'énergie des érections; puis, plus tard, par leur impossibilité. Au début, l'éjaculation a lieu alors même que l'érection n'est pas complète, sous l'influence de la moindre tentative de coït; puis, la sécrétion spermatique, comme les autres fonctions génitales, languit bientôt et s'éteint. L'anaphrodisie est surtout spéciale aux individus à chairs molles, à formes arrondies, lymphatiques et chargés d'embonpoint et chez lesquels la barbe et les poils n'offrent qu'un développement incomplet. Leur voix grêle, criarde et perçante trahit des organes génitaux incomplétement développés et un caractère sans énergie. D'autres fois, l'anaphrodisie frappe des sujets qui se sont livrés prématurément et avec excès aux plaisirs de l'amour ou des masturbateurs incorrigibles. D'autres causes bien intéressantes à étudier provoquent l'anaphrodisie, telles sont : les préoccupations excessives, les études abstraites, l'ambition et les passions qui lui forment cortége, les sciences mathématiques, etc., etc.

« Un génie marié est un génie stérile, a dit » avec raison Dufresné. En effet, les productions » de l'homme sont bornées; il faut opter, de » laisser à la postérité ou des ouvrages d'esprit » ou des enfants. » Rien n'est plus vrai; les travaux intellectuels, poussés jusqu'à l'excès, exercent sur le système nerveux une influence débilitante dont le système génital subit le contre-coup. Aussi, pourrait-on appliquer aux fonctions de la génération ce vers de La Fontaine :

« Un muletier à ce jeu vaut trois rois. »

8**

On sait que Newton et William Pitt moururent sans avoir jamais eu de relations sexuelles; Kant avait les femmes en horreur et Bacon prétend que, parmi les grands hommes de l'antiquité, il n'en est pas un qui se soit livré avec passion aux plaisirs de l'amour. Cette assertion est fausse; je pourrais citer parmi les anciens, comme parmi les modernes, des hommes illustres qui se sont adonnés avec passion aux plaisirs vénériens : dans l'antiquité, entre autres, César qui poussa la débauche jusqu'à la perversion des sens, Alcibiade, Horace, Virgile et *tutti quanti* que je pourrais citer au hasard de la plume. Et parmi les modernes ? Ah ! si la discrétion n'était pas la première vertu du médecin, combien je pourrais citer des plus connus, parmi les grands hommes de notre époque, diplomates et gens de lettres, artistes et ingénieurs qui, surmenés par le travail, surexcités par l'ardeur sans cesse renouvelée d'une imagination féconde, dévorés par le génie des grandes découvertes, n'ont pas échappé pour cela à l'influence de la femme et aux dangers de l'amour!

Il est une autre cause qui influe temporairement sur l'activité des organes génitaux et qui semble les paralyser, c'est l'énergie excessive des sentiments affectifs que l'on observe parfois chez **l'homme qui depuis longtemps convoite ardem-**

ment une femme et, qui, lorsque l'objet de ses désirs s'abandonne enfin à lui, se trouve dans l'impossibilité absolue de donner la moindre preuve de son excès d'amour. Le vieux Montaigne, dont l'esprit fut si profondément observateur, avait bien remarqué cet effet bizarre de l'excès d'amour et, à ce propos, il dit dans ses *Essais* : « Les mariez,
» le temps estant tout leur, ne doibvent ny presser,
» ni taster leur entreprise, s'ils ne sont prests.
» Et vault mieulx faillir indécemment à estreinner
» la couche nuptiale, pleine d'agitation et de
» fiebvre, attendant une et une aultre commodité
» plus privée et moins allarmée, que de tomber
» en une perpétuelle misère, pour s'estre estonné
» et désespéré du premier refus. Avant la posses-
» sion prinse, le patient se doibt à saillies et di-
» vers temps, légèrement essayer et offrir, sans
» se piquer et opiniastrer à se convaincre défini-
» tivement soy-mesme. »

Et d'autre part, il est remarquable de voir combien cet auteur s'est rendu un compte exact de l'effet des plaisirs sur l'aptitude à la fécon-dation : « J'en sçay, dit-il, que j'aurai plus d'une
» fois occasion de citer à propos de l'influence du
» moral sur le générique, j'en sçay à qui il a
» servy d'y apporter le corps même, demy-ras-
» sasié, d'ailleurs, pour endormir l'ardeur de
» cette fureur, et qui, par l'âge, se trouve

» moins impuissant de ce qu'il est moins puis-
» sant. »

L'antipathie pour la femme, la défiance de soi-
même, la timidité, la peur et le dégoût sont encore
des causes d'anaphrodisie. C'est en étudiant les
causes de cette affection que l'on pourra la combattre ; en dehors des moyens spéciaux à chacune
de ces causes, on aura recours à un traitement
général qui consiste dans un régime fortifiant,
dans l'usage des douches froides et l'action de
certains médicaments dont l'emploi ne doit pas
être confié aux malades qui, dans la plupart des
cas, en feraient un abus et ne retireraient pas
de ces préparations les avantages que l'on est
en droit d'en attendre.

ALIMENTATION INSUFFISANTE. — EXCÈS DE TABLE.

Il est incontestable qu'une alimentation insuffisante amène une dépression manifeste du côté
des fonctions génitales. C'est par les jeûnes et les
privations que saint Jérôme, saint Augustin et
d'autres pieux cénobites parvinrent à triompher
de leurs appétits génésiques. Il n'est pas moins
vrai que les excès de table peuvent devenir une
cause d'impuissance, soit par l'abus des aliments,
soit par l'usage immodéré des boissons. L'homme
qui a trop mangé est peu apte aux plaisirs de
l'amour, et si une alimentation copieuse rentre

dans son régime habituel, une obésité gênante effacera bientôt chez lui l'activité des organes génitaux.

Pline prétend que le vin rend gentil compagnon à l'endroit des dames. D'autre part, un vieil adage dit : « Sine Cerere et Baccho friget Vénus. » Il ne faut pas accepter ces deux propositions sans examiner leur valeur. Le vin rend gentil compagnon à l'égard des dames, j'en conviens, à la condition qu'on le prendra à petites doses, à *dose hilarante*, si j'ose m'exprimer ainsi, mais si on dépasse une certaine mesure, au lieu d'un gentil compagnon, les dames risqueront fort de rencontrer une brute. C'est l'opinion de Plutarque : « Ceux qui boivent » beaucoup de vin, mesmement tout pur, dit » Amyot, son traducteur, sont lâches à l'acte de » la génération, et ne sèment rien qui vaille, ni » qui soit de bonne trempe pour bien engendrer ; » ainsi sont leurs conjonctions avecque les fem-» mes, vaines et imparfaites. » Ainsi donc, il convient de rester dans un juste milieu : manger sans excès et boire avec mesure est une règle de laquelle l'homme sage ne doit se départir dans aucun cas.

En dehors des conditions que nous venons d'indiquer comme causes d'impuissance, il est d'autres états morbides qui ont été déjà signalés dans le courant de cet ouvrage et qu'il est, par conséquent, inutile de mentionner de nouveau.

b**

STÉRILITÉ CHEZ L'HOMME

L'homme est stérile quand il n'est pas apte à la procréation. En dehors d'un grand nombre de maladies que nous avons traitées antérieurement et qui peuvent entraîner la stérilité, il est d'autres causes que nous allons examiner. En premier lieu, il faut indiquer la vieillesse; on trouve, il est vrai, dans l'histoire, des exemples de vieillards qui ont conservé jusque dans un âge très-avancé le privilége de la procréation, Caton le Censeur et Massinissa, roi de Numidie, entre autres, mais ces faits, après tout, ne sont pas très-probants. Je sais bien aussi que, d'après des recherches dues à M. Duplay père, il n'est pas rare de rencontrer un sperme constitué normalement même chez des octogénaires; mais, en somme, ce sont là des faits exceptionnels et il faut bien reconnaître que d'une manière générale, la procréation *n'est pas,* suivant l'expression populaire, *un métier à vieilles gens.* Une autre cause assez commune de stérilité, est la spermatorrhée caractérisée par des pertes séminales morbides et dont nous allons donner la description.

SPERMATORRHÉE. — PERTES SÉMINALES. — POLLUTIONS NOCTURNES ET DIURNES

La spermatorrhée se présente sous deux formes : dans la première, sous l'influence d'une inflammation plus ou moins prononcée des vésicules séminales et peut-être aussi d'une irritation de la prostate, l'éjaculation, au moment du coït, est rapide, douloureuse et accompagnée d'un sentiment de cuisson dans le voisinage du col de la vessie, du côté de la prostate. Quelque temps avant son apparition, le malade est sujet à des pollutions diurnes et nocturnes; puis, quand l'affection se déclare avec intensité, il n'est pas rare que des matières étrangères, telles que du sang, du pus, etc., se trouvent mélangées au sperme et viennent trahir l'existence de lésions plus ou moins profondes des vésicules séminales, des canaux éjaculateurs ou de tout autre point de l'appareil spermatique.

L'autre forme de spermatorrhée est la spermatorrhée atonique due à un affaiblissement et à la langueur des organes de la génération. Dans cette forme, l'éjaculation ne s'accompagne pas de douleur, elle est lente à venir et le sperme ne contient aucune matière étrangère, il est seulement altéré dans ses qualités et il se présente sous la forme d'un liquide aqueux, à peine filant.

Les pollutions diurnes ou pertes de semence qui se produisent pendant le jour, se manifestent surtout sous l'influence d'un effort, notamment dans l'acte de la défécation. Les pollutions nocturnes, au contraire, surviennent pendant le

sommeil sous l'influence de songes voluptueux et
parfois sans aucune sensation. Hippocrate nous
a laissé une excellente description de la spermatorrhée : « Elle est fréquente, dit-il, chez les nou-
» veaux mariés et chez les débauchés ; il n'existe
» point de fièvre, l'appétit se maintient, mais le
» corps tombe en consomption. Quand vous
» interrogez les malades, ils vous disent qu'ils
» sentent comme des fourmis qui descendent de
» la tête le long de la colonne vertébrale. En uri-
» nant ou en allant à la selle, ils perdent beau-
» coup de liquide séminal. S'ils ont des rapports
» avec des femmes, ils n'engendrent pas. Ils
» perdent le sperme dans le lit, qu'ils aient ou
» non des songes lascifs ; ils le perdent à cheval,
» en marchant, de toute manière. Pour tout dire,
» en peu de mots, ils tombent dans la difficulté
» de respirer, dans une faiblesse extrême avec de
» la douleur de tête et des bourdonnements
» d'oreilles..., etc., etc. »

Les causes de la spermatorrhée sont : les inflammations chroniques des voies génito-urinaires,
les excès vénériens et surtout l'onanisme. Une
vie trop sédentaire, une imagination désordon-
née, une excitation cérébrale trop prononcée et
trop longtemps soutenue favorisent aussi son
développement. La constipation et, en général,
tous les obstacles à la défécation peuvent auss[i]

provoquer la spermatorrhée. Enfin, il faut encore signaler l'influence de la continence absolue, l'abus du thé et du café et l'usage des purgatifs drastiques tels que l'aloës et le jalap, etc.

Il est aisé de comprendre combien sont funestes les pertes continuelles de semence; les malades, de plus en plus affaiblis, perdent toute énergie; la plupart d'entre eux mangent beaucoup et dépérissent; d'autres conservent toutes les apparences d'une bonne santé, mais tous marchent à grands pas vers la déchéance des facultés intellectuelles et des forces physiques et si le traitement ne leur vient pas en aide, leur existence misérable se termine par la démence et dans cet affreux état de marasme que l'on appelle la consomption dorsale.

Le traitement de la spermatorrhée varie avec la forme de la maladie et les causes qui l'ont produite. Lorsque les pertes séminales résultent d'une inflammation des voies génito-urinaires, j'ai recours aux cautérisations avec la sonde porte-caustique de Lallemand, et c'est le seul moyen de traitement réellement efficace, les autres échouent dans presque tous les cas.

Dans la spermatorrhée par atonie des organes de la génération, les procédés curatifs diffèrent essentiellement et le traitement est en même temps hygiénique et médical, je le formule comme suit :

1º Le malade couchera sur un lit dur ; il sera peu couvert et ne dormira que six heures chaque jour ;

2º Il ne devra jamais se coucher sur le dos ; au besoin il sera muni d'une ceinture disposée de façon à rendre impossible le décubitus dorsal ;

3º Matin et soir, prendre une douche froide en jet, dirigée sur le trajet de la colonne vertébrale et d'une minute de durée seulement ;

4º Alimentation fortifiante ; vins généreux en quantité modérée ; le repas du soir devra avoir lieu trois heures au moins avant le moment du repos ;

5º Exercice modéré au grand air ; distractions ; promenades ; gymnastique ; en un mot tous les moyens propres à fortifier le corps ;

6º Prendre chaque jour de deux à quatre des paquets suivants :

R. Lupulin. . . . . 10 grammes.
Sucre. . . . . quantité suffisante.

Mélangez et divisez en 20 paquets.

Dans des cas plus rebelles, je remplace l'usage du lupulin par la préparation suivante :

Extrait alcoolique de noix vomique. 2 grammes 50.
Poudre inerte . . . . quantité suffisante.

Mélangez et divisez en 50 pilules que le malade prendra de la manière suivante :

Une pilule tous les soirs pendant quatre jours;

Une pilule matin et soir, les quatre jours suivants;

Trois pilules chaque jour pendant quatre autres jours.

On augmentera en suivant cette progression jusqu'à la dose maxima de six à huit pilules par jour.

Enfin, ce n'est qu'exceptionnellement que j'ai recours à un moyen extrême, qui consiste dans l'emploi du haschisch, dont j'administre la teinture à la dose de 10 à 40 gouttes; mais comme ce médicament jouit de propriétés extrêmement actives, le malade ne devra en faire usage que sous la surveillance d'un médecin expérimenté.

TROISIÈME PARTIE

MALADIES

DES

ORGANES GÉNITO-URINAIRES

DE LA FEMME

Vaginite. — Leucorrhée ou fleurs blanches. — Catarrhe de la matrice. — Ulcérations du col de la matrice. — Déviations de l'utérus. — Cancer de la matrice. — Troubles de la menstruation ; aménorrhée ; dysménorrhée ; ménorrhagie. — Des diverses causes qui influent directement ou indirectement sur les organes génitaux de la femme et sur l'intégrité de leurs fonctions ; vices de conformation, etc. — Nymphomanie. — Stérilité chez la femme ; — ses causes ; son traitement. — Fécondations artificielles.

URÉTHRITE BLENNORRHAGIQUE

L'uréthrite simple est extrêmement rare, mais l'uréthrite blennorrhagique est plus fréquente qu'on ne le suppose en général. Elle provient le plus souvent de la vaginite, dans d'autres cas elle est la conséquence immédiate du coït avec un homme atteint de blennorrhagie. Pour bien se rendre compte de la blennorrhagie uréthrale chez la femme, on essuie bien la vulve, puis, introduisant dans le vagin le doigt indicateur, on le recourbe en haut et on le retire doucement en pressant l'urèthre légèrement et d'arrière en avant contre le pubis. Il faut, pour qu'il sorte du muco-pus après cette manœuvre, que la malade soit restée au moins quelques instants sans uriner.

Le traitement que nous avons indiqué pour la blennorrhagie chez l'homme ne convient pas à la femme. Au début de l'affection, la malade est soumise à des bains émollients prolongés et à un régime doux ; puis, quand la période aigue est terminée, les bains sulfureux remplacent les bains simples et, au lieu de perdre son temps à chercher un remède à cette maladie, il faut avoir recours à celui que je mets en usage et qui est sans contredit le plus efficace. Il consiste à intro-duire dans le canal de l'urèthre un long crayon d'azotate d'argent qu'on laisse deux ou trois secondes en contact avec la muqueuse. Huit jours après on renouvelle l'opération, et il est rare que la maladie n'ait pas disparu à la suite de ces deux cautérisations.

VAGINITE

C'est l'inflammation de la membrane muqueuse du vagin ; elle peut être simple ou blennorrha-gique, aigue ou chronique. Simple, elle reconnaît pour cause les excès de coït, la malpropreté, la masturbation, etc. ; blennorrhagique, elle est toujours dûe à la contagion. On la reconnaît aux symptômes suivants : gonflement considérable de la muqueuse du vagin, douleur qui rend la marche difficile, cuisson, rougeur très-prononcée, écoulement muco-purulent, purulent, jaune ou verdâtre plus ou moins abondant. Le spéculum, lorsqu'on l'introduit, cause une douleur vive ; quand la période aigue est terminée et qu'on peut introduire cet instrument sans douleur, on constate diverses lésions sur le museau de tanche et notamment un pointillé rouge, des érosions et des exulcérations. A la période aigue succède un état qui, pour être moins accentué, n'en constitue pas moins un danger pour la contagion ; c'est la blennorrhée vaginale, dont l'écoulement est moins blanc que celui de la leucorrhée.

Pour traitement, pendant la période aigue, on prescrit aux malades un régime doux, le repos au lit, les bains émollients prolongés ; puis, à la période de résolution, à l'aide d'un spéculum, on introduit au fond du vagin, dans le cul-de-sac postérieur, un tampon de coton, du volume d'un petit œuf de pigeon et dans lequel on a renfermé une petite cuillerée à café de sulfate d'alumine pulvérisé. Je prescris aussi avec succès les injections vaginales avec la solution de sulfate d'alumine ou d'acide tannique (8 à 10 **grammes par litre de décoction de feuilles de noyer).**

LEUCORRHÉE OU FLEURS BLANCHES

Cette maladie, qu'on désigne encore sous les noms de *flueurs blanches, pertes blanches*, apparaît· quelquefois, souvent même, comme symptôme d'une affection de l'un des organes de l'appareil génital de la femme; mais, ici, il n'est question que de la leucorrhée proprement dite, la leucorrhée en quelque sorte constitutionnelle, presque toujours liée à une faiblesse générale et le plus souvent à la chlorose et à l'anémie. Les femmes délicates, lymphatiques, à peau fine et à cheveux blonds y sont plus exposées que celles qui présentent les attributs d'une santé vigoureuse. Le séjour dans les grandes villes et dans les contrées froides et humides est aussi une cause prédisposante incontestable. Je n'en dirai pas autant de l'usage du café au lait, qui, d'après mes observations particulières et celles de beaucoup de mes confrères, est bien innocent de l'influence funeste qu'on se plaît à lui attribuer. Les femmes des grandes villes ont pour habitude de déjeuner avec du café au lait, elles ont toutes ou presque toutes des pertes blanches, donc le café au lait donne des fleurs blanches, tel est le raisonnement de ceux qui considèrent ce genre d'aliment comme nuisible. Mais je ne comprends même pas qu'on puisse s'arrêter un instant à l'examen d'un raisonnement aussi peu solide, je pourrais dire avec tout autant de raison ou plutôt avec autant de naïveté : « Toutes les femmes de Paris font usage de la viande au moins une fois par jour ; or, presque toutes sont affectées de leucorrhée, donc l'usage de la viande prédispose à la leucorrhée. » Non, le café au lait n'est pas la cause de la leucorrhée dans les grandes villes, où cette maladie est bien plutôt dûe au mauvaises conditions hygiéniques, telles que : alimentation insuffisante, défaut d'exercice, défaut d'air, habitudes irrégulières, suractivité des fonctions génitales, abus de coït, travail excessif, veillées prolongées, etc., etc. Quoiqu'il en soit, la leucorrhée se reconnaît aux symptômes suivants : peu ou pas de douleur si ce n'est parfois une démangeaison incommode, issue continuelle par la vulve d'un liquide blanc-laiteux plus ou moins fluide et ne présentant jamais de viscosité ; les malades se plaignent en même temps de tiraillements d'estomac, de gonflement après les repas ; souvent aussi elles accusent des vertiges. Dans tous les cas, pâles, languissantes, affaiblies et tristes, elles portent sur leur physionomie le cachet de la chloro-anémie que je ne saurais mieux comparer qu'à celui de la fleur qui, privée de soleil, jaunit, s'étiole et se dessèche sur pied.

Le traitement de la leucorrhée est en même

temps général et local, je le formule de la manière suivante :

1° Exercices au grand air et au soleil; chaque semaine deux bains de barèges frais ou douches froides d'une minute de durée, tous les matins;

2° Prendre un quart d'heure avant les deux principaux repas, une cuillerée à soupe de l'élixir suivant :

R Tartrate de fer et de potasse. . 8 grammes
Eau-de-vie . . . . 60 —
Solution amère de Baumé . . 4 —
Sirop d'écorces d'oranges amères 325 —
Dissolvez et mélangez.

3° Après chaque repas un verre à madère de vin de Malaga au kina et au citrate de fer *(Codex);*

4° Injections vaginales matin et soir avec de la décoction de feuilles de noyer; faire dissoudre dans chaque litre de décoction 8 grammes de sulfate d'alumine ou quantité égale de tannin.

CATARRHE DE LA MATRICE

Le catarrhe de la matrice est un écoulement plus ou moins abondant d'un liquide de consistance et d'aspect variables, qui a lieu par le col de l'organe et dont le siége est la membrane muqueuse qui tapisse l'utérus. Cette maladie se reconnaît aux symptômes suivants : troubles de la menstruation, douleurs qui s'irradient des aines et du pubis jusqu'en arrière au niveau du sacrum et s'accompagnent souvent de gêne et de pesanteur dans le bas-ventre et aussi de coliques parfois violentes. La moindre sensation de froid, sur un point quelconque du corps, éveille des douleurs du côté de la matrice ; on observe en même temps des douleurs et des tiraillements d'estomac, les digestions sont pénibles, accompagnées de gonflement de l'estomac et de renvois. En même temps, les malades perdent leur embonpoint, leur gaîté, et languissent.

Le catarrhe utérin exige un traitement rapide et énergique ; de tous ceux qui ont été proposés, le plus efficace est sans contredit la cautérisation du col de la matrice avec un long crayon d'azotate d'argent que l'on porte jusque dans la cavité de l'organe, où on le laisse pendant une demi-minute seulement. A cette cautérisation, que l'on renouvellera à plusieurs reprises jusqu'à ce que l'écoulement ait disparu, il faut joindre le traitement général que j'ai indiqué pour la leucorrhée.

ULCÉRATIONS DU COL DE LA MATRICE

L'ulcération du col de la matrice, maladie extrèmement fréquente, est caractérisée par une perte de substance plus ou moins marquée du tissu du col de l'utérus et offrant une tendance manifeste à s'étendre. Cet état morbide donne lieu aux symptômes suivants : douleurs dans les reins et quelquefois dans les cuisses, jusqu'aux genoux, coït souvent douloureux, sinon au moment même de l'acte vénérien, au moins quelques heures après; mauvaises digestions, tiraillements d'estomac, amaigrissement, anémie, pâleur et tristesse. Le médecin qui se trouve devant une malade offrant tous ces symptômes doit immédiatement procéder à l'examen par le spéculum; il constatera l'existence d'une ulcération et il comprendra la nécessité d'un traitement prompt et énergique. On engagera les malades à faire chaque jour trois injections vaginales copieuses avec de l'eau simple afin de tenir les parties malades dans un état de propreté absolue. Puis, tous les deux jours, à l'aide d'un spéculum, on introduit dans le vagin un tampon d'ouate dont l'une des extrémités, celle qui doit se trouver en contact avec le col, sera saupoudrée abondamment de tannin, d'alun ou de tout autre topique excitant ou résolutif.

DÉVIATIONS DE L'UTÉRUS

« Il y a déviation de l'utérus quand le grand » axe de cet organe ne correspond plus, en tout » ou en partie, avec celui du détroit supérieur » du bassin.

» Il résulte de cette définition que les déviations

» doivent être étudiées sous deux formes diffé-
» rentes : la première est celle dans laquelle
» l'organe entier a abandonné l'axe du grand
» bassin ; dans la seconde, l'utérus s'est fléchi sur
» lui-même. A la première forme, Velpeau a
» donné le nom de « *inclinaisons ;* » et à la
» seconde, celui de « *inflexions.* »

» Les inclinaisons ont lieu lorsque l'organe,
» *chavirant en masse,* pour me servir de l'heu-
» reuse expression de M. le professeur Pajot,
» abandonne l'axe du grand bassin, de sorte que
» sa direction n'est plus celle du détroit supé-
» rieur. Dans les inflexions, la déviation n'est
» plus la même, le grand axe de l'utérus s'est
» fléchi sur lui-même, et ne correspond plus à
» l'axe du détroit supérieur.

» Selon que l'utérus a son grand axe tourné
» en avant ou en arrière, la déviation est dé-
» signée sous le nom d'*antéversion* et de *rétro-*
» *version ;* on distingue aussi les inclinaisons à
» droite et à gauche, ou *latéroversions.*

» Dans les inflexions, lorsque le fond de la
» matrice est fléchi en avant, la déviation porte
» le nom d'*antéflexion ;* dans le cas contraire,
» elle est appelée *rétroflexion.* Les nuances in-
» termédiaires à ces déviations ont été décrites
» par quelques auteurs sous les dénominations
» de : *anté-latéroversion, rétro-latéroversion*

9.

» *anté-latéroflexion, rétro-latéroflexion*, mais
» l'usage a prévalu de comprendre leur des-
» cription dans celle des variétés principales que
» nous venons d'énumérer (1).

Les causes de déviation de l'utérus sont très-
nombreuses ; parmi elles, il faut signaler la faiblesse des moyens de suspension et de fixité de
l'organe, les efforts de défécation chez les malades
affectées de constipation opiniâtre, les efforts de
toux et de vomissement.

En raison de la *laxité des ligaments de
l'utérus et du tissu cellulaire du petit bassin*,
l'utérus peut encore se dévier sous l'influence
d'autres causes. Ainsi, le *saut*, les *chûtes* sur les
pieds, sur les genoux, sur le siége ; la *marche*,
les *fatigues excessives*, les *mouvements violents*,
la *station habituelle*, la *pression souvent répétée
de certains instruments sur l'abdomen* dans
quelques professions, sont autant de causes de
déviations.

Mme Boivin et Dugès rapportent une observation de déviation qui fut causée par le saut chez
une nouvelle accouchée.

Les mêmes auteurs, et Paul Dubois, citent des

---

(1) Dr Piquantin : *Des déviations de l'utérus considérées
comme obstacles à la fécondation.* Paris, librairie Adrien
Delahaye.

cas d'antéversion dus à des chûtes sur les genoux, sur les pieds et sur le siége.

M. Piachaud a rapporté une observation de déviation en arrière occasionnée par le *choc violent* du ventre sur le coin d'une commode.

Chomel admet parmi les causes la *pression habituelle du corset* sur l'abdomen. Il est facile de comprendre que cette pression, refoulant sans cesse les viscères, tend à vaincre la résistance des moyens de suspension de l'utérus, surtout chez les femmes débilitées et chlorotiques.

Le mécanisme est à peu près le même dans une autre cause dont Velpeau a eu l'occasion de constater les effets, dans l'*action de lever les bras,* comme le font chaque jour les femmes pour parvenir à se coiffer.

« Dans cette attitude, dit Velpeau, les muscles » de l'abdomen sont fortement tendus, le dia- » phragme est abaissé et presse ainsi sur la masse » des viscères, de façon à pouvoir produire des » hernies, et par conséquent des inflexions. »

Nous ne pensons pas que l'on puisse contester l'influence du *coït* sur la production des dévia- tions utérines ; ce qui suffirait d'ailleurs pour en- lever toute espèce de doute, c'est que Valleix dit avoir observé beaucoup de déviations après les premiers rapprochements sexuels. Aran vient aussi à l'appui de cette opinion, lorsqu'il dit dans

son remarquable ouvrage sur les *Maladies de l'utérus :* « Nul doute que l'introduction de l'organe
» copulateur ait pour premier effet de repousser
» le col de l'utérus vers le sacrum, d'exagérer par
» conséquent la situation du col utérin en arrière
» et en haut, en même temps qu'il aplatit et re-
» foule le museau de tanche; *c'est ce dont j'ai*
» *pu m'assurer chez des jeunes femmes que*
» *j'avais examinées vierges, pour des catarrhes*
» *utérins, et que je revoyais quelques mois*
» *après leur mariage.* »

Dans quatre cas, sur quinze observations d'antéflexion, Valleix a trouvé que la déviation était due au coït, et que les symptômes s'étaient produits très-peu de temps après les premiers rapprochements sexuels.

Michon, Becquerel, Mme Boivin et Dugès reconnaissent aussi l'influence du coït sur la production des déviations; ces deux derniers observateurs attirent surtout l'attention sur les cas de dispro portion qui peuvent exister dans la conformation sexuelle des époux.

Comment l'organe copulateur peut-il faire dévier l'utérus? Le mécanisme en est bien simple : dans les premiers rapprochements sexuels, le pénis vient heurter le col de l'utérus qui proémine dans le vagin ; sous l'influence de ces secousses répétées, le museau de tanche s'aplatit, et bientôt le col fuit devant l'organe copulateur, qui se fraye un passage en avant de lui, en arrière ou sur ses côtés. Lorsque les rapprochements ont été répétés un certain nombre de fois, le pénis se dirigeant toujours par le même côté, refoule toujours le col dans la même direction, et il en résulte une déviation dans un sens ou dans l'autre, déviation qui sera d'autant plus marquée qu'il existera une plus grande disproportion entre les organes sexuels de l'homme et de la femme, comme cela a lieu chez les jeunes femmes pour lesquelles les rapprochements sexuels ont lieu de trop bonne heure, alors que le canal vaginal n'a pas encore acquis un développement suffisant pour admettre le membre viril. Ajoutons à ces particularités qu'il existe quelques autres conditions favorables à ces déviations : ainsi, la *brièveté congéniale du vagin* n'est pas absolument rare ; dans d'autres cas, le *col un peu plus allongé qu'à l'état normal* proémine dans le vagin et se trouve plus directement exposé aux chocs du pénis ; enfin certains hommes présentent un *développement exagéré de l'organe copulateur*, et ces diverses dispositions sont favorables à la production des déviations.

L'accouchement, l'avortement et les divers phénomènes pathologiques qui s'y rattachent donnent lieu aussi assez fréquemment aux déplacements de la matrice.

Le traitement des déviations de l'utérus s'obtient par la réduction et l'usage des pessaires et autres moyens qui sont du ressort de la chirurgie, et qu'il est par conséquent inutile de décrire ici.

CANCER DE LA MATRICE

Le cancer de la matrice est une maladie plus commune qu'on ne le suppose généralement. Mais la douleur, malheureusement, ne se manifeste presque toujours que longtemps après que la maladie s'est déclarée et le cancer peut, sans que la malade s'en aperçoive, prendre des proportions qui le rendent incurable. En revanche, au début de l'affection qui nous occupe, les pertes de sang sont habituelles et les femmes ne sauraient trop prendre de précautions quand elles observent cette anomalie. Ce sont d'abord les règles qui deviennent plus abondantes et se prolongent; puis dans les intervalles des époques menstruelles surviennent des hémorrhaghies plus ou moins abondantes et prolongées. Chez les femmes qui ne sont plus réglées, des pertes de sang surviennent également et doivent solliciter l'attention du médecin ; on devra surtout concevoir des craintes, lorsque des pertes blanches abondantes coexisteront ou succèderont aux pertes de sang. Cet écoulement blanc est caractéristique: quelquefois sanguinôlent, d'autres fois

muco-purulent, abondant, il laisse sur le linge
des taches roussâtres, sans l'empeser. Les premiers symptômes généraux du cancer de la matrice sont les tiraillements au creux de l'estomac
et des douleurs vagues presque toujours liées à
des troubles nerveux tels que : tristesse, nervo-
sisme, mauvaise humeur, palpitations, etc., etc.
Enfin, le médecin constatera facilement la présence d'un cancer par le toucher qui éveille de la
douleur, laisse percevoir l'augmentation de volume de l'organe et des indurations plus ou moins
nombreuses et développées ou des excroissances
dures, friables et saignant facilement. En même
temps que la maladie fait des progrès, les troubles
de la menstruation s'accentuent, la face est pâle,
quelquefois bouffie, le plus souvent amaigrie, les
traits s'altèrent et les douleurs surviennent parfois extrêmement aigues. Si l'on n'intervient à ce
moment, plus tard il ne sera plus temps d'avoir
recours au traitement, qui comprend deux médications, la première consiste à soumettre le
malade à un régime tonique et fortifiant; la seconde ou traitement curatif est la destruction du
cancer. Bien des procédés ont été préconisés dans
ce but, mais je n'en connais pas de plus rationnel
et de moins dangereux que celui qui consiste à
amputer le col de la matrice au moyen du galvano-
cautère; avec ce procédé, pas de douleur, pas

d'hémorrhagie et rapidité d'exécution, c'est plus qu'il n'en faut pour adopter ce moyen qui, d'ailleurs, m'a donné jusqu'ici les meilleurs résultats.

TROUBLES DE LA MENSTRUATION. — AMÉNORRHÉE DYSMENORRHÉE. — MÉNORRHAGIE

L'aménorrhée est l'absence de menstruation à la suite d'une ou plusieurs apparitions des règles. Cette maladie reconnaît le plus souvent pour causes : l'impression subite du froid, notamment vers le siége ou aux pieds, les violences, l'usage intempestif d'un vomitif et surtout les impressions morales vives, la tristesse, l'ennui et le chagrin. Il n'est pas rare que l'aménorrhée donne lieu à des symptômes et à des complications graves : ainsi, chez quelques femmes, on observe de la congestion du côté des poumons, du foie, de la tête, etc.; chez d'autres, des troubles nerveux et l'invasion de la chloro-anémie ; quelquefois aussi, il faut bien le dire, elle ne donne lieu à aucun accident.

D'une manière générale le traitement de l'aménorrhée doit surtout s'adresser à la cause qui l'a produite. S'il y a faiblesse générale et anémie, on aura recours au traitement tonique que nous avons formulé pour la leucorrhée. Existe-t-il au contraire des symptômes de congestion du côté de la matrice, il faut régulariser ce mouvement fluxionnaire par des sinapismes appliqués à la partie supérieure et interne des cuisses ou par des sangsues aux grandes lèvres. Lorsque les règles ont été supprimées à la suite d'une émotion morale vive, d'un refroidissement, en un mot sous l'influence d'une cause accidentelle, on aura recours aux bains de siége ou aux bains de pied très-chauds et sinapisés, aux douches de vapeur autour du bassin, aux sinapismes appliqués à la face interne des cuisses et au bas-ventre. Il est beaucoup d'autres modes de traitement que leur emploi pourrait rendre fort dangereux si l'aménorrhée était due tout simplement à la grossesse et qui, par conséquent, ne peuvent être indiqués ici, les malades n'étant pas suffisamment éclairés pour juger de l'opportunité de telle ou telle médication.

La dysmenorrhée est le nom que l'on donne à la menstruation difficile, c'est-à-dire s'accompagnant de douleurs violentes, et d'une grande irrégularité dans la marche de l'excrétion cataméniale. Comme la dysmenorrhée n'est le plus souvent que le symptôme d'une affection grave, les malades qui constatent de l'irrégularité dans leurs menstrues doivent s'inquiéter de cette situation et consulter un médecin éclairé, qui se livrera à un examen attentif pour s'assurer qu'il n'existe ni cancer, ni polype, ni corps fibreux, etc.

La dysménorrhée peut encore reconnaître pour causes l'état nerveux, la congestion habituelle de la matrice, le rétrécissement du col, etc., etc.

Comme la dysménorrhée, la ménorrhagie, c'est-à-dire une hémorrhagie de la matrice, doit toujours inquiéter les malades, parce que cet écoulement de sang anormal est très-fréquemment le symptôme de maladies qui présentent une certaine tendance à s'aggraver et à passer à l'état chronique. Parmi les maladies qui peuvent provoquer l'hémorrhagie de la matrice, je me contenterai de citer : la congestion et le ramollissement de l'organe, les ulcérations, les polypes, le cancer et les déviations.

DES DIVERSES CAUSES QUI INFLUENT DIRECTEMENT OU INDIRECTEMENT SUR LES ORGANES GÉNITAUX DE LA FEMME ET SUR L'INTÉGRITÉ DE LEURS FONCTIONS.

Il existe plusieurs vices de conformation de la vulve qui peuvent former obstacle au coït et qui, par suite, rendent les femmes impropres à l'acte de la génération ; de là l'expression de « *femmes barrées* » employée par les gens du monde pour désigner celles qui présentent ces anomalies de la vulve.

Ainsi, il arrive parfois que les petites lèvres présentent une longueur excessive et, comme elles se replient sur elles-mêmes vers le vagin, au moment de la copulation, elles en ferment l'ouverture et constituent quelquefois un obstacle insurmontable à l'introduction du pénis.

Dans d'autres cas, c'est l'adhérence des grandes et petites lèvres qui constitue l'obstacle. Il est facile de faire disparaître ces deux causes ; pour la première, on fait l'incision des petites lèvres ; pour l'autre, on détruit l'adhérence qui existe et il n'existe plus ensuite d'obstacles à l'acte vénérien.

J'ai été à même d'observer aussi l'étroitesse du vagin à un degré tel qu'elle ne permettait pas l'intromission du pénis ; au moyen de corps dilatants, tels que l'éponge préparée, je parvins heureusement à donner à l'organe les dimensions voulues et, comme la conception ne se fit pas longtemps attendre, l'accouchement qui, d'ailleurs, se fit avec la plus grande facilité, amena la guérison définitive de ce vice de conformation.

Il existe encore une affection que je ne puis passer sous silence et qui rend le coït impossible tant qu'elle n'a pas été traitée avec énergie, c'est le *vaginisme*. C'est une contraction spasmodique du vagin et du sphincter de la vulve, d'origine purement nerveuse. Tantôt elle ne permet l'intromission du pénis qu'au prix des plus vives douleurs, tantôt elle constitue un obstacle insurmontable. On combat le vaginisme par la dilatation brusque de l'anneau vulvaire ; mais, comme ce procédé est extrêmement douloureux, il vaut mieux recourir, comme je l'ai fait dans les deux cas qu'il m'a été donné d'observer, à un traitement purement médical composé de suppositoires au bromure de potassium et d'injections sous-cutanées avec la solution suivante :

R Eau distillée. .   .   .   .   10 grammes
  Chlorhydrate de morphine. 0,30 centigrammes
  Sulfate neutre d'atropine . 0,05   —

Cette solution très-active devra être injectée d'abord à très-petites doses, pour tâter la susceptibilité des malades.

NYMPHOMANIE

Cette maladie nerveuse spéciale à la femme, et qu'on a aussi appelée *fureur utérine*, est caractérisée par une excitation maladive des organes de la génération et par un penchant irrésistible aux plaisirs de l'amour, penchant porté parfois jusqu'au délire. La nymphomanie se manifeste le plus souvent au moment de l'âge critique et chez les femmes vigoureuses, bien musclées, d'un tempérament ardent et habituées à satisfaire souvent leurs appétits sexuels. L'excès de la masturbation, une affection dartreuse dans le voisinage de la vulve, la présence de vers dans le rectum ou sur les organes génitaux peuvent aussi provoquer la nymphomanie. Cette maladie se reconnaît aux symptômes suivants : imagination ardente, désirs violents ; surexcitation alternant avec des moments de tristesse et d'abattement ; le visage, tantôt pâle, tantôt animé, n'exprime pas toujours l'état d'ardeur extrême qui tourmente ces malheureuses. Mais arrivée à un certain degré, la lutte est devenue impossible, la vue d'un homme suffit pour déterminer le spasme voluptueux et on a vu des femmes, douées de la meilleure éducation et d'une intelligence élevée, abandonner tout, amis, parents, enfants même, pour chercher dans la prostitution un soulagement à l'affreux mal qui les consumait.

La maladie n'offre pas toujours une marche semblable ; quand elle apparaît à la suite d'un amour contrarié ou quand elle est provoquée par une continence absolue, elle débute presque toujours brusquement par des actes de la plus grande indécence ou des propos obscènes. Ces malheureuses, le visage rouge, l'œil en feu, l'écume à la bouche, entrent dans des accès de fureur pendant lesquelles elles conjurent les hommes d'assouvir leurs désirs effrénés, employant tantôt la menace, tantôt les supplications ; puis, leur accès de fureur passé, elles tombent dans un abattement absolu. Il n'est pas rare que la mort vienne terminer ces horribles souffrances.

Le traitement de la nymphomanie consiste dans l'usage des bains prolongés et de médicaments antispasmodiques employés à doses élevées. La satisfaction des appétits sexuels aggravant plutôt la maladie qu'elle ne la soulage, il faut écarter de la malade toutes les causes d'excitation, la séquestrer même au besoin et l'obliger à des exercices physiques soutenus, la gymnastique notamment.

Nous avons décrit la marche et les accidents de la syphilis, chez l'homme. Il est donc inutile de revenir ici sur ce sujet, les symptômes et le traitement de cette maladie n'offrant rien de particulier à étudier chez la femme.

STÉRILITÉ CHEZ LA FEMME ; — SES CAUSES ; — SON TRAITEMENT. — FÉCONDATION ARTIFICIELLE

Parmi les causes de la stérilité chez la femme, il en est bien peu dont on ne puisse obtenir la guérison par un traitement bien dirigé. Déjà, dans le courant de cet ouvrage, nous avons parlé d'un grand nombre de maladies qui peuvent entraîner la stérilité, et nous avons indiqué le traitement qui convient à chacune d'elles ; nous allons, pour compléter ce qui a rapport à cette question, examiner quels sont les moyens propres à combattre la stérilité quand elle résulte d'une **déviation de la matrice. Nous pensons que :** *la*

stérilité peut résulter des inflexions et des incli-
naisons, et que ces dernières déviations, bien
qu'elles n'agissent pas avec autant d'efficacité,
n'en constituent pas moins des obstacles sérieux
à la fécondation dans un grand nombre de cas.

Comment la déviation totale de l'utérus peut-
elle être une cause de stérilité ? C'est ce que nous
allons essayer de démontrer.

Pour que la fécondation s'opère, il est absolument nécessaire que le fluide spermatique puisse
pénétrer dans l'orifice du col utérin, et pour
remplir cette condition, il faut qu'au moment de
l'éjaculation l'extrémité du canal de l'urèthre cor-
responde au niveau du museau de tanche ou n'en
soit pas très-éloignée. Toutes les fois que ce
rapport dans la direction des axes de ces deux
conduits n'existe pas, il doit en résulter une difficulté pour la fécondation, et c'est ce qui a lieu. Ce
qui contribue à le prouver, c'est que dans les
cas d'inclinaison où la stérilité existait et où le
redressement a pu être obtenu, la fécondation a
eu lieu très-souvent.

Il est un fait qui a échappé à l'observation d'un
grand nombre de médecins et qui se produit à la
longue chez les femmes affectées de déviation
utérine, c'est la formation d'une vaste ampoule
aux dépens du cul-de-sac utéro-vaginal.

La formation de ce diverticulum a lieu lorsqu'il

existe une trop grande disproportion entre les organes sexuels des deux époux ; peu à peu la verge se creuse cette sorte de voie artificielle dans laquelle elle va se loger, laissant un espace plus ou moins considérable entre son extrémité libre et le museau de tanche. De la présence de ce diverticulum, il résulte que lorsqu'on vient à pratiquer le toucher vaginal, le doigt explorateur vient s'y engager, et on peut chercher vainement le col refoulé soit sur les côtés, soit en arrière ; il en est de même lorsqu'on examine le cul-de-sac utéro-vaginal au moyen du spéculum.

« Cette espèce de diverticulum, dit Aran, je l'ai » vu *long de plus de quatre centimètres,* et si » je n'avais pas été prévenu de sa présence pos- » sible, l'exploration de l'utérus eût peut-être été » laborieuse et fatigante pour la malade. »

On ne peut donc pas nier que lorsque la liqueur séminale est déposée dans un cul-de-sac, à quatre centimètres de distance du col de l'utérus, et alors que, dans ce cas, l'orifice de l'utérus regarde dans une autre direction, il y ait un obstacle sérieux à la fécondation. Qu'à l'état normal le sperme déposé dans le cul-de-sac utéro-vaginal puisse arriver au contact de l'orifice du col, nous pensons qu'on peut l'admettre, mais nous ne saurions croire que ce contact n'est pas rendu difficile, sinon impossible, lorsque la distance est augmentée par la présence d'un diverticulum.

Etablissant une comparaison entre la manière dont se passent les choses dans les cas de déviation de l'utérus et dans ceux de certains vices de conformation du pénis, nous concluons que : *la femme atteinte de déviation utérine est, vis-à-vis de l'homme normalement constitué, dans la même situation que celle où se trouve un homme affecté d'hypospadias ou d'épispadias, par rapport à une femme bien conformée.*

Or, qu'arrive-t-il pendant le coït, dans le cas où l'homme est affecté d'hypospadias? Selon que l'orifice de l'urèthre vient s'ouvrir à une distance plus ou moins éloignée de l'extrémité libre du pénis, le sperme est éjaculé, soit en dessous du col, dans le cul-de-sac utéro-vaginal, soit dans une portion plus ou moins éloignée du vagin, et dans ces cas il est difficile d'admettre que le col puisse baigner dans le fluide séminal. Chez l'é-pispade les mêmes phénomènes ont lieu dans une autre direction, et il en résulte la même difficulté au point de vue de la fécondation.

Les inflexions ont plus d'influence sur la stérilité que les inclinaisons simples, parce qu'elles ont pour effet de rétrécir notablement le calibre, déjà si étroit à l'état normal, de la cavité du col. Il résulte de cet obstacle mécanique, que plus l'inflexion est prononcée, plus le calibre sera diminué, et plus grande aussi la difficulté à concevoir. Tous les auteurs sont d'accord pour admettre cette cause de stérilité, à laquelle il est impossible de remédier lorsqu'elle est entretenue par des cicatrices vicieuses ou par des adhérences. Ce qui augmente surtout l'importance des flexions, c'est que souvent elles sont combinées avec des versions.

La stérilité est moins fréquente dans les cas d'inclinaisons que dans les cas de flexions.

Parmi les inclinaisons, l'antéversion est celle qui constitue l'obstacle le plus sérieux à la fécondation. Ce qui tend à le prouver, c'est que, dans un grand nombre de cas, les femmes en ont été affectées par suite d'un premier accouchement et que, depuis lors, elles sont restées stériles, malgré le désir qu'elles éprouvaient de devenir mères une seconde fois.

L'antéversion est plus rebelle au traitement que les autres inclinaisons; il n'est pas besoin d'ajouter qu'elle est incurable lorsqu'elle est entretenue par des adhérences péritonéales, et que la stérilité sera, dans ce cas, plus difficile à combattre. Cependant, si l'orifice du col utérin est suffisamment large et même béant, comme on l'a observé assez fréquemment dans les cas de déviation, la fécondation pourra s'opérer, parce que, sous l'influence des mouvements éprouvés par l'utérus, le sperme éjaculé dans le cul-de-sac utéro-vaginal aura plus de facilité à pénétrer dans la cavité du col. Mais si l'orifice du col est étroit, ou s'il est fermé par ces mucosités épaisses résultant du catharrhe utérin qui complique si fréquemment les déviations, on pourra considérer comme presque nulles les chances de fécondation. Car, outre la difficulté que le sperme éprouvera à venir se mettre au contact du col, les spermatozoïdes seront dans l'impossibilité de pénétrer dans la cavité utérine, dont l'entrée leur est fermée par des mucosités épaisses. La difficulté de concevoir sera encore pronostiquée dans les cas où l'anté-version sera portée à un degré tel que le col de l'utérus sera dirigé vers l'excavation du sacrum. On admettra, en effet, difficilement que le sperme puisse pénétrer dans la cavité utérine, puisque, dans ce cas, il sera éjaculé au-dessous du mu-scau de tanche, et que le col sera appliqué contre la paroi postérieure du vagin, qui, formant sou-pape, constituera aussi un obstacle sérieux à l'imprégnation.

Dans la rétroversion, si le col de l'utérus est fortement porté en haut et en avant, en arrière du pubis, les chances de fécondation sont moins nombreuses encore. Pendant l'acte du coït, le sperme éjaculé dans le cul-de-sac postérieur du vagin ne pourra pénétrer dans la cavité utérine, mais, dans certains cas où la rétroversion sera moins prononcée, la fécondation sera d'autant plus probable que l'orifice du col sera plus rapproché de son axe normal.

Le pronostic sera plus sérieux, au point de vue de la stérilité, si la déviation est compliquée de catarrhe utérin.

Dans les latéroversions, il est rare que la déviation soit aussi considérable que dans les inversions en avant ou en arrière; elles sont néanmoins des causes fréquentes de stérilité, et à ce point de vue le pronostic sera d'autant plus réservé.

Il est aussi hors de doute que l'aptitude à la conception est très-modifiée dans les cas d'antéflexion ; de très-nombreuses observations qui nous sont personnelles attestent que ce vice de conformation a souvent donné lieu à la stérilité. Le pronostic, de même que pour l'antéversion, sera en rapport avec l'intensité de la maladie. Il est évident que plus l'organe est défléchi, moins il est apte à l'imprégnation.

Lorsque l'antéflexion est compliquée d'un notable rétrécissement de la cavité du col, le pronostic acquiert une plus grande gravité au point de vue de la stérilité, parce que, en admettant même que la semence ait été répandue avec profusion sur le col de l'utérus, les spermatozoïdes auront d'autant plus de peine à se frayer un passage jusque dans la cavité utérine que le rétrécissement est plus marqué. Ces cas sont faciles à distinguer, car, lorsque l'inflexion est portée à ce degré, les symptômes de la dysménorrhée qui l'accompagnent indiquent combien le sang éprouve de difficulté à se répandre au dehors.

La flexion en arrière donne lieu aux mêmes troubles dans l'aptitude à concevoir, et il en est de même pour les latéroflexions, qui sont assez fréquentes.

D'une manière générale, le pronostic des déviations utérines est subordonné à une foule de complications auxquelles elles donnent lieu ou desquelles elles résultent.

Dans tous les cas, on peut affirmer que les déviations n'entraînent jamais l'impossibilité absolue de la fécondation, si elles sont combattues par des moyens appropriés.

Par quels moyens peut-on rendre la fécondation possible dans les cas où une déviation de l'utérus semble s'y opposer?

Dans les inflexions, la stérilité peut reconnaître deux causes : 1º le rétrécissement de la cavité; 2º le défaut de rapports entre le méat urinaire et l'orifice du col utérin.

Pour combattre le rétrécissement de la cavité du col, on aura recours à la dilatation au moyen de tiges de *laminaria digitata,* dont on augmentera le volume au fur et à mesure que la dilatation s'opérera. Ce moyen n'a pas seulement pour effet de dilater le col de l'utérus, il peut aussi contribuer dans une certaine mesure au redressement de l'organe. Lorsque l'élargissement du col sera suffisant, on comprend que la dysménorrhée cessera et que les spermatozoïdes pénétreront facilement jusque dans la cavité utérine.

La seconde cause d'infécondité, c'est-à-dire l'absence de rapports entre le méat urinaire et l'orifice du col, n'est pas toujours aisée à combattre.

Dans l'antéflexion comme dans l'antéversion, le fond de l'utérus est porté en avant ; pour en obtenir le redressement, il existe un moyen d'une application bien facile et qui consiste à laisser la vessie se remplir suffisamment pour repousser le corps de l'utérus en arrière.

Dans ce cas, on recommandera aux époux de tenter le congrès après la cessation du flux menstruel ; avant de se livrer au coït, la femme aura eu soin d'absorber en grande quantité un liquide diurétique afin de favoriser la distension de la vessie, et pour y parvenir, elle évitera la miction. L'utérus ainsi repoussé en arrière, son col qui se dirigeait du côté du sacrum se redressera, et son orifice sera suffisamment rapproché de celui du canal de l'urèthre pour se trouver en contact avec le fluide spermatique.

C'est en ayant recours à des moyens analogues que j'ai obtenu des résultats probants.

Dans l'antéversion, Becquerel a conseillé d'avoir recours au coït *more bestiarum*. Dans ce cas, le méat urinaire dirigé en haut et en arrière serait, d'après lui, dans une situation convenable pour se rapprocher de l'orifice du col, et le sperme pourrait plus facilement pénétrer dans la cavité de l'utérus.

Ce moyen est indiqué dans Lucrèce :

> ..., nam more ferarum
> Quadrupedumque magis ritu, plerumque putantur
> Concipere uxores : quia sic loca sumere possunt
> Pectoribus positis, sublatis semina lumbis.
> Nec molles opus sunt motus uxoribus hilum.

Lorsque l'utérus est dévié en arrière, on aura recours pour le redressement passager au moyen suivant :

Le fond de l'utérus étant porté du côté du rectum, on provoquera la constipation au moyen de préparations opiacées, pour amener l'accumulation des fèces dans cette portion de l'intestin. Le rectum étant suffisamment distendu pour refouler en avant le fond de l'utérus, le coït sera pratiqué modérément ; on aura, comme nous l'avons déjà dit pour le traitement de l'antéversion, la précaution d'attendre les premiers jours qui suivent le flux menstruel, puisque c'est à cette époque que la fécondation présente le plus de probabilités à l'état physiologique.

Dans les cas de déviations latérales, on détermina la direction du col de l'utérus et on donnera des conseils en rapport avec la position qu'il occupe. Il en sera de même lorsqu'on aura constaté la présence d'un diverticulum dans lequel l'organe copulateur va pour ainsi dire se fourvoyer.

Le diverticulum existe-t-il sur le côté gauche du col ? La position au moment du rapprochement sexuel devra être telle que l'organe copulateur soit dirigé à droite. Le pénis, au contraire, sera dirigé à gauche, si le diverticulum siége à droite. De plus, comme la présence d'un diverticulum est une preuve de disproportion entre les organes sexuels des deux époux, on recommandera d'éviter l'intromission complète de l'organe copulateur.

Dans les cas, rares d'ailleurs, où les moyens que nous avons indiqué ont échoué, il reste une ressource suprême, celle de la *fécondation artificielle*, presque toujours suivie d'un succès assuré. Cette opération, qui ne donne lieu à aucune sensation douloureuse, se fait par plusieurs procédés : celui qui nous a paru donner les meilleurs résultats est le suivant : le sperme est recueilli dans un petit flacon que l'on tient plongé dans de l'eau à la température de 38° centigrades ; la femme est placée sur le bord de son lit, comme pour l'examen au spéculum, on introduit d'ailleurs cet instrument dans le canal vaginal, de manière à découvrir le col de la matrice et agir avec plus d'aisance. On prend alors une petite seringue en cristal, munie d'une longue canule en gomme et que l'on a eu soin de maintenir également à une température de 38 degrés centigrades ; on remplit cette petite seringue par aspiration du piston sur le sperme contenu dans le petit flacon, puis l'on introduit la canule immédiatement dans le col de l'utérus jusqu'a une hauteur de 3 centimètres, et alors lentement et avec précaution on presse légèrement sur le piston de la seringue, de manière à injecter deux ou trois gouttes de liqueur séminale. On laisse la canule en place pendant quelques minutes, on la retire ensuite avec précaution ainsi que le spéculum, et on prescrit à la patiente le repos au lit pendant vingt-quatre ou quarante-huit heures selon le cas. L'opération, pour avoir le plus grand nombre de chances de succès, doit être pratiquée deux ou trois jours avant les règles ou dans les quatre jours qui suivent.

L'utilité de cette opération et le but qu'on se

propose quand on y a recours ne se discutent pas.
« ...Qui ne sait quel immense intérêt s'attache
» souvent dans les familles à la naissance d'un
» enfant ? a dit Velpeau. »

Et, en effet, quand deux époux désirant aussi
ardemment qu'on le peut, se donner des descendants, ont eu recours à tous les moyens de traitement pour combattre une stérilité qui en somme
n'est pas absolue, pourquoi hésiteraient-ils à mettre à profit cette dernière ressource? Pourquoi
refuseraient-ils la réalisation d'un rêve si longtemps et si ardemment caressé? Les sentiments
de pudeur empêchent peut-être parfois les femmes
de se soumettre à cette opération, qui n'a pourtant
rien que de parfaitement légitime et moral; mais,
chez la plupart d'entre elles, le sentiment de la
maternité qui est l'*ultimum moriens* de la femme
l'emporte sur toute autre considération.

QUATRIÈME PARTIE

HYGIÈNE DE LA GÉNÉRATION

CHEZ

L'HOMME ET CHEZ LA FEMME

Statistique des prostituées. — Des moyens d'éviter la contagion des maladies vénériennes.

On croit généralement dans le monde que les filles soumises sont beaucoup plus saines que celles qui se livrent librement à la prostitution. Ici, il faut faire une distinction : les filles qui se livrent à la prostitution clandestine communiquent plus souvent la blennorrhagie que les filles en cartes, mais ces dernières communiquent beaucoup plus souvent des chancres, comme le démontrent les statistiques de l'hôpital du Midi, desquelles il résulte que les trois quarts des chancres soignés dans cet établissement hospitalier sont communiqués par des filles soumises. Par conséquent les maisons de prostitution ne sont pas, comme on est porté à le croire trop souvent, exemptes de dangers, et, si la syphilis était bannie du reste de la terre, c'est peut-être encore là qu'on la retrouverait. En effet, voici entre autres statistiques, celle de M. Puche, à l'hôpital du Midi ; sur 510 cas de syphilis, la contagion a été dûe aux :

Prostituées	dans	374 cas
Filles entretenues	—	48 —
Ouvrières	—	68 —
Domestiques	—	10 —
Femmes des malades	—	10 —

D'autres statistiques donnent à peu près la même moyenne. En somme, les dangers sont nombreux et on ne saurait prendre trop de précautions, c'était aussi l'avis du vieil auteur du XVIe siècle qui s'écriait :

> Jeunes gens qui estes esprins
> Trop vivement du feu d'amours
> Prenez garde d'estre surprins,
> Ainsi que moy en grans clamours.
>
> . . . .
>
> Si vous estes trop diligens
> D'entrer au labirinth fourché
> Pis aurez que loyaux sergens
> Qui ont ung cheval escorché
>
> Ne vous fiez en chamberière
> Premièrement d'hostellerie ;
> Car elles sçavent la manière
> De vous faire de ma frarie,

Il leur est commandé qu'on rie
A tous venans humainement
Et avoir la bouche jolie,
Pour baiser gratieusement
Et vous [mercier] doulcement;
« Que vous plaist-il à ce repas? »
Et s'il demande l'instrument :
« Monsieur, il ne m'appartient pas. »

Et si vous leur tastez le bas,
Se rusent ouvrant en grenoille ;
Mais à la fin, pour tous débatz,
Plus practiquent.... que quenoille
L'une fauldra qu'on la catouille ;
L'autre appelle maistre ou maitresse ;
Ce temps pendant maujoinct se mouille ;
Le povre bidault là s'abaisse.

La dame survient à la presse
Qui fainct d'estre courroucée;
Mais, s'on la saisist par aspresse,
En devisant elle est troussée,

Et si endure la poussée
Aussi bien que ses chambrières ;
Chascune veult être houssée,
Mais gardez le fons des minières.

Brief, femmes sont si coutumières
Maintenant de faire plaisir
Que couturières et lingères
De brief mourront de déplaisir
On les souloit aller choisir,
Marchandant chemises froncées ;
Maintenant sont à grand loysir
Leurs aguilles sont estroussées.

On voit le jeu de la coquille,
Aujourd'hui si commun en France
Que la vérolle s'entortille
A faire en tous Etats souffrance.

En mariaige faict oultrance
A homme et femme ainsi qu'on voit,
Rongeant le visage et la pance,
Soubdainement s'on n'y pourvoit?
En commun il n'y a endroict
Où paillardise ne se mette ;

. . . .

. . . .

Le t.... de la femelle
Mord cautele [euse] ment ;
Bien souvent la plus belle
En a couvertement
Portez de la chandelle
Regardez bassement ;
Qui d'enporter se mesle
Il faict très-saigement.

On voit, d'après cet extrait, que déjà à cette
époque éloignée les filles d'auberge avaient cette
mauvaise réputation qu'elles n'ont pas encore
perdue; mais, comme la statistique le démontre,
c'est bien plutôt encore aux prostituées qu'il faut
attribuer la plupart des cas de propagation des
maladies contagieuses. Nous ne pouvons nous
étendre davantage sur ce sujet qui rentre plutôt
dans l'hygiène publique; ce qui est plus important, à notre point de vue, c'est d'indiquer les
précautions que chacun peut prendre contre la

contagion des maladies vénériennes. « Prévenir
« le mal, a dit M. Diday, c'est le but capital du
« médecin, c'est celui dont la poursuite persévé-
« rante peint le mieux, honore le plus son carac-
« tère. »

La propreté habituelle est l'une des meilleures
conditions de l'hygiène intime « ... si les femmes
« étaient plus propres, dit avec raison M. Ricord,
« les maladies vénériennes dans leur ensemble
« seraient moins communes. » Il est certain que
les soins de propreté avant les rapports sexuels
sont une garantie probable contre la contagion.
Ce qui est vrai pour la femme l'est aussi pour
l'homme ; les lotions fréquentes avec des solu-
tions légèrement astringentes assureront aux tissus un certain degré de ton et de fermeté qui ne
peut que contribuer à les mettre à l'abri des
accidents de la contagion Il est toujours dangereux de se livrer au coït lorsqu'il existe sur les
parties sexuelles une érosion, une éraillure si
petite qu'elle soit... « remettez la partie à un
« autre jour, dit M. Langlebert ; ce sont là autant
« de portes ouvertes à la contagion, attendez
qu'elles soient fermées. »

Je ne parle que pour mémoire du *condom*,
cette enveloppe membraneuse d'origine anglaise
qu'une femme d'esprit bien connue définissait :
« *cuirasse contre le plaisir, toile d'araignée*

contre le danger » et qui n'a jamais les qualités de solidité qu'on serait en droit d'en attendre. Aussi je partage entièrement l'avis de M. Ricord lorsqu'il compare cet instrument à un *mauvais parapluie que la tempête peut crever ou déplacer, et qui, dans tous les cas, garantissant assez mal de l'orage, n'empêche pas les pieds de se mouiller.*

On remplace avantageusement l'enveloppe anglaise par des onctions que l'on pratique sur la verge, avant le coït, avec un corps gras quelconque, et de préférence avec le cold-cream. Ces substances imperméables aux liquides forment au pénis une enveloppe protectrice et leur utilité est si manifeste, qu'en Belgique, où l'administration se préoccupe toujours vivement de tout ce qui touche à l'hygiène publique, on trouve dans toutes les chambres des maisons de débauche, un flacon rempli d'huile, excellente mesure à laquelle on ne peut se soustraire sans s'exposer à une amende.

Moïse, dans le chapitre xv du *Lévitique*, a formulé cette loi : « La femme qui souffre, ce qui, » dans l'ordre de la nature, arrive chaque mois, » sera séparée pendant sept jours. » Cette loi est parfaitement conforme à l'hygiène et il est utile de l'observer.

C'est aussi une bonne précaution de ne pas

rechercher les rapports sexuels après des libations copieuses ; les excès de table augmentent souvent les désirs, il est vrai, mais il ne contribuent pas à les satisfaire rapidement et, on le sait, un coït trop prolongé échauffe et irrite les organes et prédispose à la blennorrhagie.

Il n'est pas hygiénique non plus de faire de trop nombreux sacrifices sur l'autel de Vénus dans une seule séance. « Fonctionner à plusieurs
» reprises est permis, dit M. Diday ; mais il est
» prudent d'y mettre une limite. Cette limite, que
» la raison dicte, la peur de la contagion doit
» parfois la rapprocher encore. Pour peu que
» l'on soupçonne des pertes blanches, la modé-
» ration est imposée. Souvent, en effet, le même
» autel, qui reste intact après un premier sacri-
» fice, s'embrase par la répétition, et devient
» un foyer d'incendie. Sans figure, une leucor-
» rhée qui serait restée bénigne après un seul
» rapprochement, revêt, par l'excitation redou-
» blée, des propriétés irritantes, et fournit alors
» un fluide contagieux. L'homme qui a été l'au-
» teur de cette recrudescence en devient la pre-
» mière victime. »

Mais, je ne suis plus d'accord avec M. Diday quand il accommode aux besoins de l'ardente jeunesse, l'ancienne maxime trop amplifiée : « *Non quater in idem!* » Cela suppose qu'il permet trois sacrifices en une seule séance, deux nous paraissent bien suffisants.

Je ne saurais trop blâmer les jeunes gens qui, par forfanterie bien plutôt que par besoin, et pour donner à leur belle une haute opinion de leur valeur personnelle, s'épuisent en efforts répétés ; je suis à cet égard de l'avis du bon La Fontaine et je répète avec lui :

> Ne forçons point notre talent,
> Nous ne ferions rien avec grâce.

Et d'ailleurs, dans ces cas de coït répété, il n'est plus possible de se conformer à cette autre prescription hygiénique qui exige que l'acte sexuel soit rapidement exécuté. « L'amour prudent, a » écrit spirituellement M. Langlebert, doit être » alerte et égoïste... Point de pause, de retard » volontaire. Concluez au plus vite... »

Et comment conclure vite, si l'on veut trop prouver ?

Les rapports sexuels doivent être immédiatement suivis de lotions et autant que possible de la miction. Les meilleurs lotions sont celles que l'on fait tout simplement avec de l'eau et du savon sur toutes les surfaces qui ont pu être exposées à un contact dangereux. On aura toutes les chances possibles d'échapper à la contagion des chancres, si à ces lavages on ajoute des lotions avec la liqueur suivante :

℞ Alcool camphré . . . . . . 60 grammes
Acide phénique . . . . . 0,50 centigrammes
Savon mou de Marseille . . 40 grammes
Eau distillée. . . . . . 10 —
Essence de citron . . . . 25 gouttes

Mélangez.

De plus, dans les premiers jours qui suivent un coït suspect, il faut faire fréquemment l'inspection des organes génitaux, et si l'on observe la moindre érosion, cautériser immédiatement avec le crayon de pierre infernale, de manière à tuer le mal sur place et prévenir l'infection syphilitique. « ...Par » une destruction hâtive de toute ulcération sus-» pecte, dit M. Ricord, sauvez à la fois de l'em-» poisonnement général les sujets déjà souillés et » ceux qu'ils pourraient infecter à leur tour. »

J'ai dit plus haut que le coït devait être immé-diatement suivi de la miction; l'urine expulsée entraine, en effet, avec elles toutes les impuretés qui auraient pu pénétrer dans le canal pendant l'acte vénérien, de là ce précepte de l'école de Salerne :

Post coïtum si mingas,
Apté servabis uréthras.

On aura soin aussi d'ent'rouvrir le méat uri-naire pour y faire couler un petit filet d'eau fraîche.

Le coït doit être habituellement suivi du som-meil et du repos. « Après le coït, a dit Galien, » tous les animaux sont tristes, la femme et le

» coq exceptés. » L'accomplissement des fonctions de la génération donne lieu en effet à un ébranlement nerveux qui fatigue et rend impropre aux travaux de l'esprit comme aux exercices physiques ; il faut donc réparer par le repos et par le sommeil, cette fatigue et cette dépression des facultés intellectuelles qui rend l'homme ennuyé et maussade.

On trouvera dans le cours de l'ouvrage toutes les autres indications relatives à l'hygiène de la génération et qu'il serait superflu de reproduire ici.

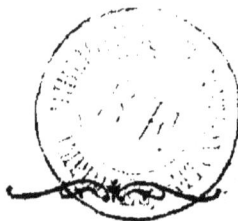

TABLE DES MATIÈRES

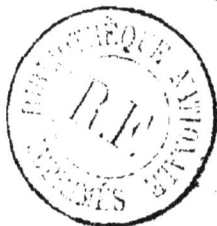

PREMIÈRE PARTIE

ANATOMIE ET PHYSIOLOGIE DES ORGANES GÉNITO-URINAIRES

DE L'HOMME ET DE LA FEMME.

CHAPITRE III.

CHAPITRE IV.

CHAPITRE V.

DEUXIÈME PARTIE

MALADIES DES ORGANES GÉNITO-URINAIRES DE L'HOMME

CHAPITRE Iᵉʳ.

CHAPITRE II.

Maladies de l'appareil génital de l'homme. — Balanoposthite ou *chaudepisse bâtarde.* —De la *blennorrhagie chez l'homme* ; — chaudepisse cordée ; — chaudepisse à répétition. — Blennorrhagie ou goutte militaire. — *Traitement curatif de la blennorrhagie aiguë et de la blennorrhée.* — De l'importance des injections ; — conseils sur la manière de les administrer. — Des blennorrhées constitutionnelles. — De l'hypochondrie uréthrale. — Hygiène des malades atteints d'écoulements. — *Affection blennorrhagique du testicule et de l'épididyme ; orchite et épididymite ; leur traitement.*— Symptômes et *traitement* des *rétrécissements de l'urèthre.* — Dangers auxquels exposent les rétrécissements. Opération du cathéterisme ; des divers instruments

CHAPITRE III.

Maladies de l'appareil génital de l'homme (suite). — *Du chancre simple ou chancre mou ;* — chancre non gangreneux ; chancre phagédenique ; — chancre serpigineux ; chancre térébrant. — *Adénite inguinale* ou *bubon.* — *Traitement du phagédenisme.* — *Chancre induré ou infectant.* — Syphilis. — Induration. — *Bubon syphilitique ou pléïade ganglionnaire.* — *Des signes au moyen desquels on distingue un chancre simple d'un chancre syphilitique.* — *Traitement du chancre induré.* — *Syphilis constitutionnelle.* — Nomenclature des divers noms donnés à la syphilis ; le Pourpoint fermant à boutons où sont comprinses les Déclinaisons de la grosse vérole. — *Recherches historiques et anecdotiques sur l'origine de la syphilis ;* — la médecine chinoise et la syphilis vingt-sept siècles avant J. C. — la maladie de Job ; — Priape à Lampsaque ; — la syphilis dans l'antiquité, au moyen-âge. — La syphilis et la lèpre. — La syphilis de la Renaissance ; la syphilis de nos jours et dans les diverses contrées du globe. — *Syphilis constitutionnelle ; accidents secondaires.* — Plaques muqueuses ; roséole syphilitique ; rhagades, tubercules plats, condylômes ; syphilides papuleuses ; ecthyma, acné, impétigo, lupus et psoriasis syphilitiques ; alopécie ; iritis et amaurose syphilitiques. *Accidents tertiaires de la syphilis ;* — Sarcocèle syphili-

TROISIÈME PARTIE

QUATRIÈME PARTIE

ANGERS. — IMPRIMERIE DU COMMERCE, FOURÉ ET DESCOTIS,